降低血压的

100条规则

"健康大讲堂"编委会　主编

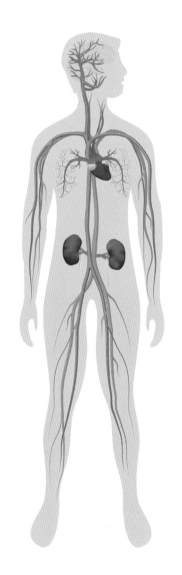

海峡出版发行集团
THE STRAITS PUBLISHING & DISTRIBUTING GROUP

福建科学技术出版社
FUJIAN SCIENCE & TECHNOLOGY PUBLISHING HOUSE

图书在版编目 (CIP) 数据

降低血压的 100 条规则 / "健康大讲堂" 编委会
主编 . —福州：福建科学技术出版社，2017.3
ISBN 978-7-5335-5237-4

Ⅰ . ①降… Ⅱ . ①健… Ⅲ . ①高血压 – 防治 Ⅳ .
① R544.1

中国版本图书馆 CIP 数据核字（2017）第 003453 号

书　　名	降低血压的100条规则
主　　编	"健康大讲堂" 编委会
出版发行	海峡出版发行集团
	福建科学技术出版社
社　　址	福州市东水路76号（邮编350001）
网　　址	www.fjstp.com
经　　销	福建新华发行（集团）有限责任公司
印　　刷	深圳市雅佳图印刷有限公司
开　　本	710毫米×1020毫米　1/16
印　　张	14
图　　文	224码
版　　次	2017年3月第1版
印　　次	2017年3月第1次印刷
书　　号	ISBN 978-7-5335-5237-4
定　　价	35.00元

书中如有印装质量问题，可直接向本社调换

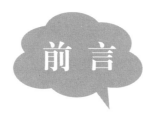

前　言

　　高血压是一种严重影响人们健康及生活质量的常见病、多发病，又是引起冠状动脉粥样硬化性心脏病、脑卒中、肾衰竭等疾病的最危险因素。

　　但在日常生活中，人们对高血压防范意识并不强，往往在确诊之后才后悔莫及。而高血压病人也大多缺乏对高血压病的了解，延误诊断、延误治疗的教训屡见不鲜。高血压是一种慢性病，改变不良的生活方式，如高盐饮食、过量饮酒、体力活动少、精神紧张等，可以使高血压的发病率减少，早期的防治又可以避免高血压带来更严重的并发症。因此，懂得如何在生活中控制血压是很重要的。

　　本书内容通俗易懂，以生动的插图告诉读者们如何防治高血压，可读性极强，避免了长篇大论的理论知识，着重介绍了高血压病的基础知识和实用的饮食生活规则。

　　在第1章中，以问与答的形式揭开高血压的面纱，针对常见的关于高血压的问题，为您答疑解惑。第2章为日常高血压的预防规则，分为饮食规则、运动规则和生活规则，适用于没有得高血压的健康人群，教您如何在衣食住行中去远离高血压，这一章的内容也同样适用于高血压患者。第3章是高血压高危人群的降压规则，希望这类读者朋友能特别注意防治高血压。第4章的内容则对高血压患者在日常生活中需格外注意的方面加以阐述，更适用于高血压患者。

　　为便于读者阅读，本书仍使用惯用单位毫米汞柱作为血压单位，1毫米汞柱等于0.133千帕。

　　衷心希望本书对想要防治高血压的读者朋友们有一定的帮助，同时，在编撰的过程中难免出现漏洞，欢迎广大读者提出宝贵的意见，也祝愿所有高血压患者能早日康复。

目录

第1章　有关血压的问与答
——专家为你解读关于血压的常识性问题

第2章　预防高血压的57条特效规则
——最佳的生活调养方案

31 条特效降压的饮食规则

❻ 条特效降压的运动规则

⑳ 条特效降压的生活规则

第3章 高血压高危人群防治规则
——降低危险，不做"高人"

第4章 高血压患者的降压规则
——特效降压有讲究

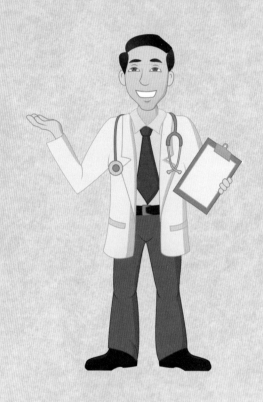

第1章

有关血压的问与答

——专家为你解读关于血压的常识性问题

高血压是一种严重危害人类身心健康的疾病，其危害不容小觑。只有在充分了解高血压产生的原因、危害、发病特点、易患人群等，才可以防患于未然，将高血压对我们生活的影响降到最低。

什么是血压

将人的血液输送到全身各部位需要一定的压力，这个压力就是血压

更详细一点来说，血压是指血液在血管中流动时，对单位面积血管壁的侧压力，即压强。人体主要通过血容量的大小和血管的舒张与收缩来调节血压。当血管扩张时，血压下降；血管收缩时，血压升高。当血容量增加时，血压升高；当血容量减少时，血压下降。我们平时用血压计测量出来的数值主要是收缩压和舒张压。

收缩压

心脏、血管及在血管中流动的血液共同组成人体的血液循环系统。心脏是血压产生的源头。当心室收缩时，血液从心室流入动脉，此时血液对动脉的压力最高，称为收缩压，也就是高压。

舒张压

当心室舒张时，动脉血管壁弹性回缩，血液仍慢慢继续向前流动，但血压下降，此时的压力称为舒张压，也就是低压。

血液只有处在压力下才能有效地循环，但如果压力过高就会对血管壁造成损害。所以高血压是一种状态，这种状态如果长期存在，就会出现相关并发症，影响人的健康。

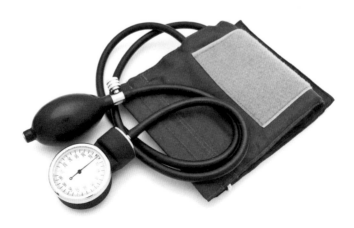

正常人的血压水平

血压一般使用血压计来测定，其法定单位是千帕（kPa），通常以毫米汞柱（mmHg）表示。

◎千帕与毫米汞柱间的换算口诀

> 毫米汞柱换算为千帕：
> 　　　　　原数乘以4再除以30
> 千帕换算成毫米汞柱：
> 　　　　　原数乘以30再除以4

用数字表示为：1毫米汞柱 = 0.133千帕　　　7.5毫米汞柱 = 1千帕

◎正常的血压范围

> 收缩压90～140毫米汞柱（12.0～18.7千帕）
> 舒张压为60～90毫米汞柱（8.0～12.0千帕）

高于这个范围就可能是高血压或临界高血压，低于这个范围就属于低血压。最理想的血压为收缩压低于120毫米汞柱，舒张压低于80毫米汞柱。

◎正常最高值

收缩压达到130～139毫米汞柱，舒张压达到85～89毫米汞柱，便被视为"正常高值"，血压达到这个水平的人，将来发生高血压的可能性会大大增大。

◎如何才能知道自己的血压状况是否正常？

血压测量以上肢肱动脉测得的数值为代表。但上下肢之间、双侧上肢之间或下肢之间血压可以有一定差别，不同个体、同一个体的不同时间血压都有可能有所不同。

相关专家表示，定期体检很重要。体检时，要将测得的当前血压值和询问病史、基础血压相结合，还要将测量血压和功能检查相结合。心功能同步监测分析仪可对每个高血压患者的多种指标实时监控，做到未雨绸缪，同时又能对高血压进行诊断分型。

血压升高就是高血压病吗

血压升高是一种症状，而高血压病则是一种独立的疾病

在现实生活中，不少人常把血压升高和高血压病混同起来，认为只要发现血压升高就是高血压病，其实它们是两种不同的概念。

血压升高

血压升高是偶尔一次测出高于正常界限的血压。世界卫生组织及心脏学会组织将140/90毫米汞柱设定为高血压的界限，正常人在平常的应激状态下很容易突破这个数值。比如说在跑步机上运动时，最高心率可达170次每分钟以上，血压也可飙升至180/110毫米汞柱，但停止运动后血压可自行回落至正常数值。

高血压

血压升高维持了一段时间，无论在家里、诊室或是动态血压监测，任何一种状态所测的血压值都超过140/90毫米汞柱，就称之为高血压。目前医学上未能发现原因的高血压为原发性高血压，有明确原因的则为继发性高血压。

高血压病

久患高血压未治容易损伤各种脏器，进而产生相关症状称为高血压病。高血压常见的并发症有高血压心脏病、高血压脑病、高血压肾病及冠状动脉粥样硬化性心脏病等，根据疾病发展规律、病损器官不同来冠名。

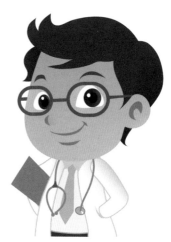

引起血压升高的元凶有哪些

引起高血压的原因是多方面的，但总的来说，不外乎两种：遗传因素和环境因素

90%的高血压病患者的致病原因尚未清楚，这种原因不明的高血压被称为"原发性高血压"。目前高血压被认为是在一定的遗传背景下，各种生活环境相互作用而导致的疾病。所以，即使没有高血压遗传因素，如果生活环境因素作用较多，也容易患上高血压。因此，平时应该予以足够的重视。

许多临床调查资料表明，高血压与基因遗传有很大关系。如果直系亲属（尤其是双亲）中有高血压患者，那么下一代患高血压的概率会大大增加。一方面是因为他们有着共同的生活习惯和饮食方式；另一方面，则是因为他们有着共同的遗传基因。

俗话说，"一胖百病生"。高血压和肥胖就是一对"难兄难弟"，常常形影不离。这是因为，肥胖人群的脂肪组织多于正常人群，会导致血容量相对增大，心脏负担过重，从而引起血压升高。而且，很多肥胖者都伴有高脂血症，大量脂肪堆积在体内，无法进行正常的代谢，从而诱发高血压。

饮食中钠盐摄入过量，脂肪和胆固醇摄入过多，钾摄入不足等，都会在不知不觉中增加高血压病的发病率。尤其是高盐饮食，是引起高血压病的一个重要原因。食盐的主要成分是氯化钠，体内摄入过多的氯化钠会使心血管的负担加大，使血管阻力增加，还会加重肾脏的排泄负担，从而诱发血压升高。而饮食中脂肪和胆固醇的摄入量过多，会带来肥胖，这也是造成血压升高的重要原因。

4 年龄因素

高血压的发病率会随着年龄的增长而上升。这一现象的产生，主要是因为年龄增长会造成动脉逐渐硬化，使得大动脉失去弹性，血液在收缩时对血管壁造成的压力就会升高。而且，随着年龄增大，患者的脑、心、肾等脏器的功能会逐渐退化，新陈代谢减慢，体内毒素淤积，容易诱发高血压及多种并发症的发生。

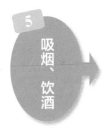

5 吸烟、饮酒

吸烟能够引起机体肾上腺素的分泌增加，从而使心跳加快、血压升高。而且，烟草中所含的大量烟碱，能够刺激机体释放出多种收缩血管的物质，使血压升高并加重心脏的负担；烟碱还会抑制降压药发挥作用，使得高血压的治疗效果大打折扣。此外，长期大量饮酒，会加重心脏和肾脏负担，使血压升高，并增加冠状动脉粥样硬化性心脏病、脑卒中的发病率。

6 精神及心理因素

精神应激在高血压的发病中起着"煽风点火"的作用。长期在应激环境中生活，或长期精神高度紧张，或长期受到忧郁、悲伤等不良情绪的影响，血管平滑肌会处于持续收缩状态，可能导致血管平滑肌代偿性增生。血管壁的平肌层增厚，则对收缩因素更为敏感。另外，在应激条件下，肾上腺皮质激素分泌增加，使得外周血管阻力升高，将进一步为血压的升高推波助澜。

此外，缺乏运动、便秘以及罹患疾病（尤其是肝肾疾病、糖尿病、内分泌紊乱）等因素也会引起高血压的发生。由此可见，高血压病并不是在一夜间血压陡增而爆发出来的疾病，它是在不健康的生活方式及心理、环境等多种致病因素的综合作用下，逐渐演变生成的。从某种意义上说，高血压的到来是一种善意的警告，它在提醒忙碌的现代人：赶快审视自己的生活方式及心理状态吧！

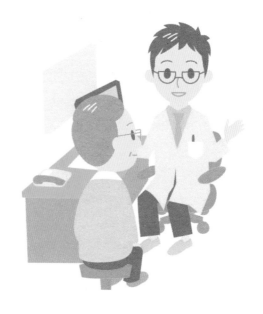

为什么高血压对身体不好

高血压病对人体多个器官都有广泛的损伤，是导致人发生残疾、猝死的重要原因之一

　　高血压是心脑血管疾病发生的重要危险因素，目前已成为影响人们健康的杀手。高血压病早期的自主神经功能紊乱症状常常影响人们的正常工作和生活，而晚期的重要器官损害如心、脑、肾等并发症常可使患者丧失劳动力甚至危及生命。

　　高血压病的病理改变主要是全身细小动脉痉挛、内膜下玻璃样变、管腔变窄，最后发生纤维坏死，从而使许多脏器血液供应减少而发生病变，其中尤以心、脑、肾脏、主动脉、眼底的损害为重。

心脏

　　高血压对血管造成的强大压力，会让血管变硬、管径变窄，不利于血液的输送，为了让血液能顺利送往全身，心脏只好更用力收缩，长期下来，左心室会变肥大。

　　当血管病变发生在冠状动脉时，会造成缺血性心脏病的发生，如心绞痛、心肌梗死。

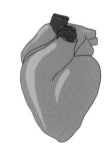

脑部

　　高血压会造成血管阻塞。当阻塞发生在脑部时，会导致阻塞性脑缺血，如脑血栓形成与脑栓塞。

　　脑血栓形成是大脑内部动脉血管壁上出现血凝块，完全堵住血管。脑栓塞的血凝块则来自脑部以外，跟着循环系统流入脑血管，造成阻塞。不论是脑血栓形成或脑栓塞，都会阻止血液通过，造成脑组织死亡。

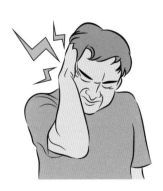

高血压也会造成血管破裂，当血管破裂发生在脑部，会导致出血性卒中，这是较少见的脑卒中。当破裂的血管主要在脑组织内、接近脑部表面血管时，为脑内出血，患者可能会失去意识，或在一两个小时内发展成半身不遂。

当破裂血管位于蛛网膜下腔的脑血管，造成蛛网膜下腔出血时，血液会大量流出累积在蛛网膜下腔，患者会剧烈头痛，但不会立即失去意识。

肾脏

当肾脏内的微血管承受不住过高的血压时就会发生破裂，会影响器官组织运作，降低肾脏的功能，若不加以控制，可能导致肾硬化、肾脏功能不全等，严重者甚至出现肾衰竭。

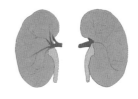

主动脉

高血压易促使血管硬化，造成动脉壁坏死。主动脉剥离就是因为血管内层及中层受不了压力造成血管破裂，血液冲向内、中层间进行撕裂，造成血管剥离的现象。发生时会产生剧烈的疼痛，疼痛部位和发生部位有关。

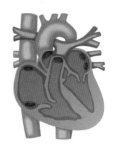

眼底

高血压的眼底并发症，来自于高血压所造成的眼底血管病变，如出现眼动脉硬化、痉挛、眼底出血或渗出、视乳头水肿等等。

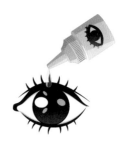

高血压除了血压高还有什么并发症

由于动脉压持续升高会引发全身小动脉硬化，从而影响组织器官的血液供应，可造成各种严重后果，这就是高血压的并发症

高血压并发冠状动脉粥样硬化性心脏病

高血压病最常损害的靶器官是心脏，主要表现为左心室肥厚、冠状动脉粥样硬化、心律失常及心力衰竭。由于血压持续升高，机械压力会促使冠状动脉内膜损伤、血管壁增生肥厚、脂质沉积，形成动脉粥样硬化斑块，导致冠状动脉粥样硬化性心脏病的发生。

> **健康小贴士**
>
> Ⓐ 宜起居有常，保持身心愉快。早睡早起，避免熬夜，临睡前不看紧张、恐怖的小说和电影，避免惊恐、暴怒、过度思虑等不良情绪影响。
>
> Ⓑ 做好应急准备。应将心脏急救药物随身携带，随身携带标明患者的病情、亲人的联系方式的便条。

高血压并发高尿酸血症

高血压和高尿酸血症因相互影响而并发的概率较高，约有10%的高血压患者会并发高尿酸血症。部分降压药会促进肾脏对尿酸的重吸收，减少尿酸的排泄量，导致人体内尿酸浓度升高，从而诱发或加重高尿酸血症。

> **健康小贴士**
>
> Ⓐ 注意劳逸结合。高血压并发高尿酸血症的患者千万不可过度劳累，还应避免精神紧张。
>
> Ⓑ 慎选降压药。钙离子阻滞剂和β受体阻滞剂都能通过阻断肾脏排泄尿酸，从而升高血尿酸的浓度，诱发或加重高尿酸血症。

高血压并发糖尿病

糖尿病和高血压这两种疾病，无论是病因方面还是危害方面，都存在共通性，因此常常合并发作，互为因果。高血压患者随着病程的延长，往往会出现糖耐量异常的情况，而绝大多数糖耐量异常最终会发展为糖尿病。

健康小贴士

A 慎选降压药。高血压患者进行降压治疗时，还要重点关注是否会对心、脑、肾具有保护作用。

B 不能单纯依赖药物治疗。除药物治疗外，高血压患者还要积极实行“限盐、减肥、戒烟、放松、运动”等方案，这是综合防治高血压并发糖尿病的重要举措。

高血压并发肾功能减退

高血压引起肾脏损害，主要是肾小动脉硬化、肾单位缺血缺氧、导致肾小球发生病变，出现肾硬化、肾功能不全，最终出现肾衰竭。一般到高血压病的中、后期，肾小动脉发生硬化，肾血流量减少，肾浓缩尿液的能力降低，此时会出现多尿和夜尿增多现象。

健康小贴士

A 预防感染。肾脏疾病的发生往往和上呼吸道感染有关，尤其要控制泌尿系统和呼吸道的双重感染，如有感染，应及时清除感染灶。

B 生活要规律。如经常熬夜、晚起等不规律的生活方式，都会加重肾脏负担。

高血压并发便秘

高血压又多发于老年人，由于饮食习惯、生活习惯的改变等易发生便秘，加之高血压患者长期服用钙通道阻滞剂、血管紧张素转换酶抑制剂等，也易诱发和加重便秘。

健康小贴士

A 慎选降压药。降压药中，钙通道阻滞剂（硝苯吡啶和维拉帕米）、可乐定等降压药物均可能引起便秘等不良反应。

B 注意精神调节。高血压并发便秘患者容易发生精神抑郁、焦虑等症状，会抑制排便反射和便意，所以患者要注意调节自己的不良情绪。

高血压并发脑卒中

脑卒中是由脑部血管突然破裂或因血管阻塞造成血液循环障碍而引起脑组织损伤的一组疾病。脑卒中会导致不同程度、不同部位的脑损伤，而后产生多种神经系统症状。所以说脑卒中是高血压患者致死、致残的主要原因，严重威胁着患者的生命安全。

> **健康小贴士**
>
> Ⓐ 注重营养的摄入。进食有困难的患者，家属最好在营养师的指导下制作配方饮食，避免患者营养不良。
>
> Ⓑ 加强心理护理。患者的肢体、语言功能有不同程度的受损，加之长期服用降压药物，易情绪低落，产生焦躁、孤独感，家属要帮助患者稳定情绪。

高血压并发心力衰竭

心力衰竭是高血压的常见并发症，长期的高血压，特别是收缩期高血压和并发冠状动脉粥样硬化性心脏病的患者，易发生心力衰竭。高血压并发心力衰竭可以表现为舒张功能不全，由于心脏的心室肥厚和（或）并发的冠状动脉粥样硬化性心脏病，使左心室舒张功能减退所致。

> **健康小贴士**
>
> Ⓐ 注意休息。高血压并发心力衰竭患者需要适当休息，尤其是急性期和重症心衰时更应卧床休息。
>
> Ⓑ 监测生命体征。患者需每日测量体重、血压、心率并登记，每月复诊一次，进行血液生化检查，调整药物种类和剂量。

高血压并发眼底病变

高血压患者中约70%有眼底病变。眼底病变与性别无关，但与患者年龄有比较密切的联系。临床病程呈慢性经过的高血压患者中，眼底病变与病程长短呈正比。血压增高程度与眼底病变基本平行，舒张压增高对眼底病变的促进作用更为显著。

> **健康小贴士**
>
> Ⓐ 避免剧烈运动。剧烈运动易引起眼底血管破裂，从而加重视网膜病变的发生。
>
> Ⓑ 起床做到"三个半分钟"。即醒来后，平卧半分钟，然后在床上坐半分钟，再双腿下垂在床沿坐半分钟，最后下地活动，这样对高血压并发眼底病变患者有益。

高血压怎么分类

医学上，根据高血压的发病原因，将其分为原发性高血压和继发性高血压

一旦确诊自己患有高血压，就一定要积极配合医生查找原因。只有知道自己的高血压属于哪种类型与级别，才能拿出行之有效的治疗对策。

原发性高血压

原发性高血压也称高血压病，其发病机制尚未完全明了，可能与遗传、吸烟、饮酒、过量摄盐、超重、缺乏锻炼等因素有关，占高血压患者总数的90%～95%。

一般说来，原发性高血压的诊断是在排除继发性高血压以后才能明确。目前确定的原发性高血压发病危险因素有遗传、肥胖、高盐饮食、饮酒、精神紧张等，消除这些危险因素，降低血压，预防心血管疾病，能最大限度地降低心血管病的死亡和病残的风险。

继发性高血压

是指由于患者患了某些明确的疾病，这些疾病常常伴有血压升高，即高血压是那些疾病的一个症状或体征，这些患者血压升高的原因基本明确，故称为继发性高血压。

继发性高血压虽只占高血压人群的5%～10%。继发性高血压临床多由内分泌疾病、肾脏疾病和心血管疾病而引起，肿瘤、脑部炎症、外伤以及某些药物（如激素类药物、避孕药等）等也可以引起血压升高。其病因明确，如能正确诊断并治疗原发病，其中部分患者可以得到根治。

高血压如何分级

根据血压测定值以及患者心、脑、肾等重要器官的损害程度，临床上可将高血压病分为三期（或三级）。根据分期不同进行有针对性治疗，可以取得较为理想的治疗效果

在未使用降压药物的情况下，非同日3次测量血压，收缩压≥140毫米汞柱和（或）舒张压≥90毫米汞柱即诊断为高血压。收缩压≥140毫米汞柱和舒张压<90毫米汞柱为单纯性收缩期高血压。患者既往有高血压史，目前正在使用降压药物，血压虽然低于140/90毫米汞柱，也诊断为高血压。

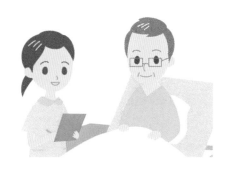

根据我国最新的高血压指南，将18岁以上成人的血压按不同水平分级如下。

	收缩压	舒张压
理想血压	<120毫米汞柱	<80毫米汞柱
正常血压	<130毫米汞柱	<85毫米汞柱
正常高值	130~139毫米汞柱	85~89毫米汞柱
一级高血压（轻度）	140~159毫米汞柱	90~99毫米汞柱
二级高血压（中度）	160~179毫米汞柱	100~109毫米汞柱
三级高血压（重度）	≥180毫米汞柱	≥110毫米汞柱
临界高血压	140~149毫米汞柱	90~94毫米汞柱
单纯收缩期高血压	≥140毫米汞柱	<90毫米汞柱
临界收缩期高血压	140~149毫米汞柱	<90毫米汞柱

注：当患者的收缩压和舒张压分属于不同级别时，则以较高的分级为准。

高血压的易患人群有哪些

高血压病和其他病一样，也有易发人群。下面这些人群较易患高血压病

男性

男性与女性，哪一类人易患高血压病？对于这一问题，现在尚未有确切的统计资料，但是，男性的社会压力较大，而且吸烟人数多，故男性有更多患高血压病的危险。

年龄大者

高血压病在人生各个年龄段均可出现，但老年人患高血压者最多。通常，高血压患病率会随年龄增长而升高，40岁左右的人约有19%患高血压病，50岁左右的约有40%，60岁以上的约有63%。

直系亲属中有高血压病患者的人

若双亲中有高血压病患者，则其子女患高血压病的概率较大。其子女到20岁左右时，应当测量血压，若有异常，应去医院确诊是否患有高血压病。所以，医生在诊断高血压病前有必要事先了解患者直系亲属中是否有高血压病患者。

肥胖者

越是肥胖的人越容易患高血压病，体重越重，患高血压的危险性也就越大。一个中度肥胖的人，发生高血压的机会是身体超重者的5倍多，是轻度肥胖者的2倍多。

压力过大者

精神压力大是高血压的一大诱因，所以勿将工作中的不顺心、社交上的不愉快带回家里。轻松舒畅地生活，发展有益身心的业余爱好、营造如诗如画的生活环境，可降低得高血压的机会。

不注意生活习惯的人

食物中加入的各种佐料会由于化学反应而起变化，所以应当注意少食味浓、盐多的食物。随着食品工业的发展，美味的加工食物越来越多，但食用过多此类食物对身体有害无益。

饮酒过量也会引起血压升高，所以应适当控制饮酒量。长期饮酒可能使血脂水平升高，动脉硬化，增加心、脑血管发生的危险，增加患高血压、卒中等危险。

吸烟可致癌，是健康的大敌，理应将其戒掉，但强制性戒烟会增加精神压力，反而不利于血压稳定，所以戒烟应循序渐进、因势利导。

便秘患者

便秘患者用力排便时会兴奋交感神经，出现短暂性血压增高，而便秘持续时间过久会引起血压持续升高，所以患有便秘的人应多食用富含纤维素的食物，早晨喝些凉开水或冷牛奶调理肠胃，每日就能顺畅排便。养成定时排便的习惯，生活科学而有规律，可有效防治便秘。

司机或长期开车的人

高血压、胃病和腰肌劳损是出租车司机最容易患的三大职业病。司机由于长期疲劳驾驶，饮食和作息不规律，以及精神处于高度紧张的状态，容易造成交感神经异常活跃与兴奋，从而导致血压升高。

父母都有高血压，我会被遗传吗

高血压会遗传，但不是100%遗传。高血压发病的一个重要因素就是遗传基因，因此高血压病具有遗传的可能。但这并不代表其父母有高血压病的子代就一定会患高血压病，只是相对于没有家族史的个体发病率会增加

高血压是一种多基因遗传病

多基因遗传病是指遗传信息通过两对以上致病基因的累积效应所致的遗传病，其遗传效应较多地受环境因素的影响。

与单基因遗传病相比，多基因遗传病不止由遗传因素决定，而是遗传因素与环境因素共同起作用。与环境因素相比，遗传因素所起的作用大小叫遗传度，或者说在多基因形状或疾病病症的获得中，遗传因素所起的贡献的大小，用百分数来表示。遗传度越大，表明遗传因素的贡献越大。例：如果一种疾病完全由遗传因素所决定，遗传度就是100%；如果一种疾病完全由环境因素所决定，遗传度就是0。

原发性高血压就是这样一种多基因遗传病。

　父母双方都患有高血压，子女患高血压的概率约为60%。

　父母中只有一方患有高血压，子女患高血压的概率约为30%。

　父母双方都不患有高血压，子女患高血压的概率为5%。

综上所述，高血压虽然发病的一个重要因素就是遗传基因，但不是100%遗传，不同于那些典型的遗传病，如血友病、多囊肾等。其父母有高血压病不代表子代就一定会患高血压病，只是相对于没有家族史的个体发病率会增加。

遗传因素只是一部分。大多数人高血压的形成和生活、饮食习惯分不开。虽然高血压患者的后代存在发病可能性，但是如果能够从小培养良好的生活习惯，注意饮食、运动及心理调整，就很有可能不发病或者推迟发病。

高血压患者会出现什么症状

高血压的常见症状有：头晕、头痛、烦躁、心悸、失眠、注意力不集中、记忆力减退、肢体麻木等

高血压的常见症状

高血压的症状往往因人、因病期而异。有些患者在发病早期多无症状或无明显症状，在偶尔体检测血压时才发现。但是，尽管高血压早期不容易被发现，却并不会因此减少对人体的伤害。因此，预先了解一下高血压的常见症状是非常必要的。

1 头晕

头晕是高血压常见的症状。高血压引起的头晕常常表现为一种持续性的沉闷不适感，会严重地妨碍思考、影响工作，甚至让人对周围事物失去兴趣。这种头晕有些是一过性的，常在突然站起来或蹲下时出现；有些则是持续性的。

2 头痛

头痛也是高血压的常见症状。高血压引起的头痛多发生在太阳穴和后脑勺上，表现为一种持续性钝痛，或搏动性胀痛，甚至有炸裂样剧痛。这种头痛往往在早晨睡醒的时候出现，起床活动一会儿，或者吃完饭后，会逐渐减轻。

3 烦躁、心悸、失眠

高血压患者大多性情较为急躁，遇事敏感、易激动，而且由于心脏功能异常，容易出现心悸的症状。高血压患者失眠多表现为入睡困难或早醒、噩梦、睡眠不实、易惊醒。而且烦躁、心悸、失眠这三种症状往往相互影响，形成恶性循环。

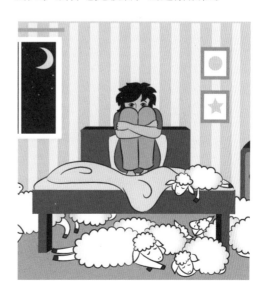

4 注意力很难集中，记忆力减退

这些症状在中重度高血压患者身上较为常见，而且血压越高，症状表现得越明显。主要表现就是注意力容易分散，近期记忆减退，常常很难记住近期的事情，但是对过去的事，比如童年时代的事情，却记得非常清楚。

5 肢体麻木

常见手指、脚趾麻木，皮肤有虫子爬行感，颈部及背部肌肉紧张、酸痛等，部分严重患者还会感觉手指不灵活。一般情况下，当血压降低时，这些症状也会有所好转。但是如果这种肢体麻木的现象一直不消失，或者固定出现于某一肢体部位时，一定要引起高度重视，因为这种情况很可能已经出现了脑卒中。

6 视力下降

如果出现不明原因的视力模糊，可以考虑是高血压引起的。比如有些患者去检查眼睛，发现有视网膜病变，医生就会考虑其是否患有高血压。尤其是中老年人，由于血压升高，极易出现短暂性的眼睛刺痛、视物不清、重影等症状。此时，不要误以为仅仅是眼病，最好先测测血压，以免影响治疗。

7 出血

高血压患者的出血症状，以鼻出血多见，其次是眼底出血、结膜出血和脑出血。如果突然出现大量鼻出血，就要怀疑自己是否患有高血压。而且，鼻出血往往是发生脑出血的早期信号之一，所以，一定要重视平时的定期检查，并按医嘱服用降压药。

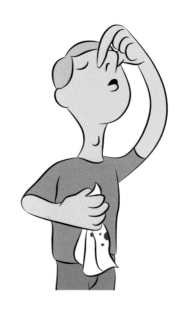

如何在早期发现高血压

定期监测血压，加强对高血压的认识，提高警惕，一旦发现血压不正常，及时去医院就诊，是早期发现高血压的有效办法

提高警惕，及早发现

高血压是一种病程缓慢、早期症状不明显、并发症严重的慢性疾病，而大多数人并不重视血压的测量，以致不能及时发现。目前大多数人认为高血压病是一种多基因遗传性疾病，其实这种病的发生既受遗传因素的影响，又与环境因素和年龄有关。所以当你的身体出现不适，血压时高时低时就该提高警惕，加强防范意识，到医院请医生确诊是否患有高血压病。

定期监测血压

最简单的方法就是进行自我血压监测。如果发现血压增高，就有必要做进一步检查，以明确到底是原发性高血压还是继发性高血压。原发性高血压病是指病因尚未十分明确，而以血压持续升高为主要临床表现的一种疾病。继发性高血压则是某些疾病如肾炎、肾动脉狭窄、肾上腺瘤等的一种症状，因此也称为症状性高血压。患者上医院应到专科就诊，诉说病情时不应只限于你自认为与高血压有关的症状，而应全面介绍自己的身体状况，回忆这些症状的发病日程，以便医生作出准确的判断。

怀疑自己有高血压时该怎么做

根据病史、体检及常规实验室检查结果，怀疑有肾脏损害时应进一步选择下列检查：肾上腺CT、肾动脉彩超、血及尿儿茶酚胺等。若临床疑及有左心室肥厚或其他心血管病者，应做心脏超声检查。掌握这方面情况有助于治疗。同样，若疑及主动脉、颈动脉及外周动脉病，应检查血管超声。实验室常规检查包括尿常规、血钠、血钾、血尿素氮、肌酐、空腹血糖、血脂分析、心电图。

家庭自测血压应该掌握的正确方法是什么

一般测量血压建议选择右上臂肱动脉处。两臂血压相差太大时，应两臂同时测，取平均值。半瘫的高血压患者，应测其健康一侧手臂的血压

自测血压的具体方法

高血压是引发心脑血管疾病最主要的危险因素之一，随着人们自我保健意识的增强，许多高血压患者及部分老年人都会自备血压计，由亲友帮助测量或自测血压，这已经成为家庭保健最基本的手段之一。自测血压的具体操作方法如下：

Step 1

取坐位，裸露右上臂，手掌向上平伸，肘部与心脏保持在一个水平线上，右上臂与身躯呈45°角，手掌放松。

Step 2

将袖带缠绕在右上臂，气囊中间部位正好压住肱动脉，气囊的下缘在肘窝上2.5厘米（或可容二横指），袖带的紧度可伸入一到二指。将听诊器置于袖带下肘窝处的肱动脉上。

Step 3

开始充气，压迫动脉使血流停止。从感觉脉搏消失起，再继续加压使水银柱上升30毫米汞柱。

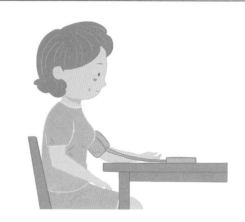

Step 4

一面听脉搏，一面将袖带的压力放松，放松袖带压力的速率为每秒钟2~3毫米汞柱（266.6~400.0帕）。当压力降至某一程度，听诊器中开始听到血液流动的声音，此时血压计上的数值就是收缩压。

Step 5

继续放出袖带内的空气，听诊器中听到的声音会渐渐微弱，最后完全消失，此时血压计上所记录的数值就是舒张压。

应该如何挑选血压计

最好根据自身的需要和具体情况来挑选血压计，也可以咨询医生的建议

血压计的种类

传统的水银柱（汞柱）式血压计

水银柱式血压计使用较为广泛。有台式、立式两种。立式血压计可任意调节高度，因结果可靠而最为常用，但体积稍大，不便携带，且携带过程中容易使水银外泄，造成环境污染或汞中毒。这种血压计需要用听诊器听血管音，非专业人员及听力不好的人使用时会有一定困难。

气压表（弹簧）式血压计

气压表血压计的压力显示器和钟表类似，也是利用气压泵原理测量血压的。优点是体积小、携带方便，且无水银外泄的缺点，但随着应用次数的增多，回音弹簧性状的改变会影响结果的准确性。气压表血压计准确度不高，而且刻度数字小，视力和听力不好的患者使用起来比较困难。另外，这种血压计容易损坏，维修困难。

电子血压计

电子血压计是通过测量血液流动时对血管壁产生的振动来测量血压的，分腕式和手臂式两种。

一般建议选用手臂式的，可以避免出现较大的误差。这种血压计的优点是外观轻巧、携带方便、测量容易、显示清晰。其对心率和血压的测量一次就能完成。

电子血压计的缺点是使用时会受到许多限制，比如周围的环境、袖带上下滑动及摩擦等因素都会对血压的测量值产生影响，而且相对水银柱式血压计来说，很容易产生误差。

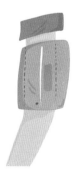

如何选择血压计

1 家庭的自动血压计必须至少每半年至一年检查一次，所以最好是在值得信赖的商店购买。

2 购买前请先试用，选择使用简单、说明书浅显易懂的血压计。

3 检查血压计的精确度是否良好，以选择专门制造血压计同时也制造医用大型机种的厂商的产品为佳。也可听从治疗医师的建议。

4 贵的东西不一定好，但便宜的东西必须慎重选择。

5 选择稍大的血压计，尤其是开关，最好选择较大、易于操作的产品。因为又小又硬的开关容易出故障。不管是数字式还是计量器式，较大的机种都比较容易读取示数。

电子血压计的选购

1 外观检查

厂家生产的血压计应在明显位置上设有标牌，内容包括名称、型号、测量上限、制造厂名称和出厂日期，注明标准文号和型式批准文号。

2 精度检查

血压计的误差一般在2～3毫米汞柱。选购电子血压计时，不妨按照说明书操作，测一测自己的血压值，可以重复测几次。并与汞柱式血压计测量的数值相比较。

3 交替法测量

第1次用水银柱血压计测量血压，休息3分钟后，用电子血压计做第2次测量，休息3分钟之后用水银柱血压计做第3次测量，取3次的平均值，与第2次电子血压计测量值相比，差值小于5毫米汞柱，就可以放心使用。

测量血压有哪些注意事项

人的血压在一天中会有不同的波动情况，不同精神状况以及不同的测量姿势，测量出来的结果也不一样。所以，在测量血压时，也有一些需要特别注意的地方

测量血压应注意的要点

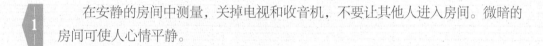

1 在安静的房间中测量，关掉电视和收音机，不要让其他人进入房间。微暗的房间可使人心情平静。

2 室内温度保持在不冷不热的程度，测量血压时不要靠近火炉或冷气。

3 避免穿着有束缚感的衣服，注意皮带和领带的松紧程度。卷起袖子后，如果衣服对手臂有强烈的束缚感，应脱下后再测量。

4 充分阅读说明书，血压计袖套（压迫带）的缠法等依说明书使用。因此，血压计使用说明书的内容简单易懂，也是选购血压计的考虑因素之一。

5 测量前5分钟身心都应保持安静，数次深呼吸可缓和紧张和不安感；并避免在处于紧张、兴奋、焦虑、忧郁、发怒等不良情绪状态时测量血压。

6 测量时坐正，把上衣一侧袖子脱下，不要卷起衣袖。手臂放平，手心向上，上臂和心脏在同一水平位上，肌肉要放松。如果是卧位，也要使上臂和心脏处于同一水平，不能过高或过低。

7 测量部位要准确。首先找到位于肘部中间硬而有弹性的肌腱。在肌腱的内侧，可以很容易就触摸到肱动脉的搏动，应当把听诊器或袖带的标记处放在这个位置上。

8 测血压需一次完成，若未完成则应松开袖带，休息2~3分钟再重新测量。

家庭自测血压何时测量较好

为了观察降压药的降压作用和持续时间，应分别在早晨刚睡醒时及服用降压药2~6小时之后测量血压

每天清晨醒来时便测血压

▶ 此时的血压水平反映了所服降压药物的药效能否持续到次日清晨。

▶ 如果早晨血压极高，则应测24小时内的血压动态，以便了解睡眠时的血压状况。

▶ 如果血压在夜间睡眠时和白天的水平大体相同，则应当在睡前加服降压药。

▶ 如果夜间睡眠时的血压低而清晨却突然升高，则应当根据实际情况在醒来时甚至在清晨2~3点时提前服用降压药。

测服降压药后2到6小时的血压

因为短效制剂一般在服药2小时后即达到最大程度的降压效果，中效及长效制剂降压作用高峰分别在服药后2~4小时、3~6小时出现，所以这一时段血压基本反映了药物的最大降压效果。

通过正确掌握自测血压的时间，患者可以比较客观地了解服药后的效果，也有助于医生及时调整药物剂量及服药时间，以采用更为适当的治疗或用药方法来帮助患者更好地控制血压。

长期监测血压

在被诊断为高血压的初期，应连续测量一周，每三个月重复头一周的自测血压频率。如果高血压已经被控制，每周测量一天即可，不提倡太过频繁地测量血压，以免影响正常生活。

被诊断为高血压，但是没有感觉不舒服，有受诊的必要吗

即便没有不舒服的感觉，也应该引起足够的重视，及时接受治疗

如果一次血压升高，可能存在生理因素的变化，但多次测量结果都显示偏高的话，就应该排除生理因素的影响，即便没有不舒服的感觉，也应该引起足够的重视，及时接受治疗，否则易加速动脉硬化的发生。

在《美国国际医疗联盟高血压防治委员会第七版》（JNC7）中提到"高血压前期"的概念，指的是收缩压为120～129毫米汞柱、舒张压为80～89毫米汞柱的血压状态，虽然他没有达到高血压的标准，而且大多数人并无不舒服的症状，但是有调查研究显示，这些人群未来发生心血管疾病的概率要比血压正常的人群高出两倍。

许多人在初期时被确诊为高血压，但没有明显不舒服的症状，就不大放在心上，导致错过了最佳治疗时机。而据调查结果显示，轻度高血压患者，若不接受治疗，控制血压，在未来的7～10年，会有1%死亡，29%发生冠状动脉硬化等并发症，53%会发生左心室肥大、肾衰竭等并发症。所以被诊断为高血压后应及时就诊，接受专业医师的指导。

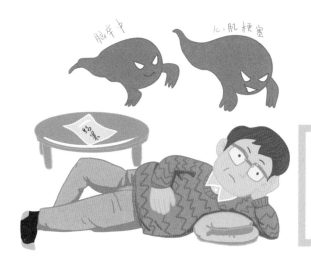

健康提示

若诊断为高血压后不引起重视，依然不注意生活与饮食，那么脑卒中和心肌梗死的危险系数将增大。

高血压患者需要做哪些基本检查

高血压患者应该做心电图、超声心动图、X线胸片、眼底检查、尿常规检查、血液生化检查等

高血压患者在确诊时应该明确检查的目的，这些目的不外乎三个：

1 检查为原发性高血压还是继发性高血压。

2 明确高血压病情严重程度，以便及时控制。

3 明确高血压病患者是否存在其他并发症如高脂血症、糖尿病、高尿酸血症等，以便更准确地开出适合的药物。

为此，患者一般需要做下列常规检查：

心电图、超声心动图及X线胸片 → 确定高血压病患者心脏功能状况。并判断是否有心室肥大，是否存在心肌劳损或合并冠状动脉粥样硬化性心脏病等。

眼底检查 → 了解小动脉病损情况，如视网膜小动脉普遍或局部狭窄表示小动脉中度受损；视网膜出血或渗出，或发生视乳头水肿，表示血管损伤程度严重。总之，高血压性视网膜病变能反映高血压的严重程度及客观反映周身小血管病变的损伤程度，眼底检查对临床诊断、治疗及估计预后都有帮助。

血液生化检查 → 包括尿素氮、肌酐、电解质、血脂、血糖、血尿酸、血黏度等，帮助明确高血压是否由肾脏疾病引起，判断高血压对肾脏的影响程度，是否存在某些危险因素及并发症，如高脂血症、糖尿病、高尿酸血症等。

尿常规检查

了解有无早期肾脏损害，高血压是否由肾脏疾病引起，以及是否伴有糖尿病等。若尿中有大量尿蛋白、红细胞、白细胞、管型，则应考虑慢性肾炎或肾盂肾炎所致的继发性高血压；若仅有少量尿蛋白、少量红细胞，提示可能是原发性高血压所致的肾损害；若发现尿糖，则需进一步查血糖，以判断是否患糖尿病。为了避免误差，留取尿液标本应使用清洁容器，取清晨第一次尿液（中段尿）并及时送检；女性患者应避开月经期并留中段尿做尿液检查。如果尿蛋白检查阴性，还可作尿微量白蛋白、β_2微球蛋白测定，其敏感性更高，可以早期发现高血压肾损害，以及早防治。

其他检查

24小时动态血压测定能记录昼夜正常生活状态的血压，了解昼夜血压节律，以便合理指导用药时间、剂量，一般患者都需做该项检查。此外，为排除继发性高血压，常需作一些特殊检查，如血浆肾素、醛固酮，血尿儿茶酚胺及其代谢产物，血、尿皮质醇及尿17-羟皮质类固醇，肾上腺B超、CT、核磁共振显像、血管多普勒超声颈动脉、肾动脉及脑动脉等、血管造影等，这些检查专业性强，最好在专科医生指导下选择进行。

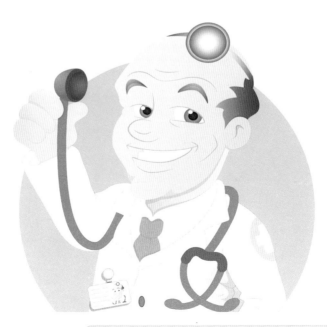

血压为什么会上升和下降呢

血压是随着情绪、作息以及天气波动的

一天中血压变化大

可能你已经发现，测量时间不同、血压计不同，每个人血压一天内高峰和低谷都在变化之中。

一天中一个健康人的血压变化可以达到30～40毫米汞柱。对于一个患有高血压病的人来说血压的变化量可能会更大。

早晚差异大

每个人的血压一天内有高峰和低谷的，一般来说，一个人早晨的血压相对较低，每天以上午9～11点，下午3～6点为血压的高峰时间，临床统计数字表明在这两个时段内发生脑出血的最多。

而午夜睡眠中血压则降到一天中的最低谷，最大差值可达40毫米汞柱。再加上入睡后副交感神经兴奋，心跳慢而无力，血液流动缓慢，又因已有6～11小时未进食，从肠道吸收水分较少，血液黏稠度增高，所以是脑血栓形成的高峰期。

血压早晚变化与自主神经的活动相关

血压的早晚变化与自主神经的活动密切相关。

自主神经分为交感神经及副交感神经两大系统，通过这两大系统的平衡实现对人体的血压及内脏器官的调控。

因此，影响自主神经的所有身体及精神的活动，均影响着血压的变化，精神压力尤其容易导致血压上升。

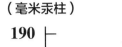

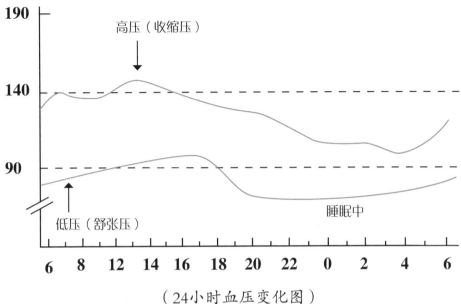

（24小时血压变化图）

　　除了血压的正常变动之外，精神状况、洗澡、排便、排尿、饮食、运动等各种因素均可影响血压的变化，图中的140/90毫米汞柱为高血压的诊断标准。但是，非高血压患者的日常生活中偶尔也会出现血压高于这个标准的情况。

季节与情绪也是血压变化的原因

　　冬夏也有区别，季节变化都能引起血压的变化。盛夏季节血压较秋冬偏低，而饭后、紧张和焦虑都能使血压在很短时间内上升，上升量因人而异。

　　比如，一个人在安静状态下突然受惊吓而感到心跳加快，心慌时其血压值可以较平静时迅速升高50毫米汞柱左右（对健康人而言，这种血压升高休息一下就可迅速恢复）。

　　这些变化是不受意志控制的，而较小的变化是感觉不到的。所以人的血压可以在很短的时间内产生较大波动（波动量可以为10～30毫米汞柱或更大），而自身并无明显感觉。

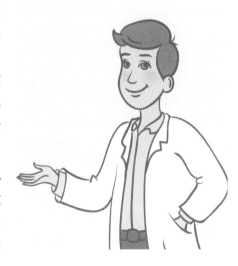

诊查时的血压值在多少以下是可行的

高血压患者血压目标值是收缩压140毫米汞柱以下，舒张压90毫米汞柱以下。而不同人群目标值也不完全相同

不同人群血压目标值不同

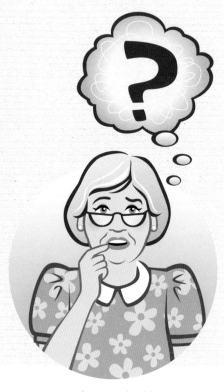

因为人的血压不是完全固定不变的，一年之中、一月之中、一天之中都会有变化，所以一次的测量正常不能代表以后的血压都是正常的。所以应该给予足够的重视，多测量几次，取最稳定的数值来检测自身血压是否正常。在正常的血压范围内，再适当地降低一些血压是安全的。值得注意的是我们所说的目标血压是指在一段时间内（起码一周）的血压水平，而不是说一天中测量到的每次血压水平。千万不要刻意去追求这样一个水平。

患者类型	血压目标值
单纯收缩期高血压患者	收缩压控制在140毫米汞柱以下
18~60岁以及60岁以上同时伴有糖尿病的高血压患者	降到130/80毫米汞柱以下，最好降到120/80毫米汞柱
60~80岁的高血压患者	至少要降到140/90毫米汞柱以下，最好能降到120/80毫米汞柱

血压达到多少时需要服药治疗

根据危险性级别的不同，治疗的内容及开始的时间也不尽相同，要明白自己处于哪个危险级别再进行治疗

明确级别再行治疗

高血压的治疗方法根据遗传、年龄、吸烟习惯、肥胖、糖尿病、高血脂等危险因素的有无及程度的高低而有所不同。高血压的治疗以生活习惯的改善及降压药物治疗为中心，根据危险性级别的不同，治疗的内容及开始时间也不尽相同。有吸烟、糖尿病、肥胖、高龄、代谢综合征、心脑血管病史等危险因素的高血压患者，要多进行体检，并遵医嘱进行治疗。普通高血压患者要明确自己处于哪个级别再进行治疗。高血压的危险性分级参考本章"高血压如何分级"（13页）。治疗计划参考下表。

高血压的治疗计划

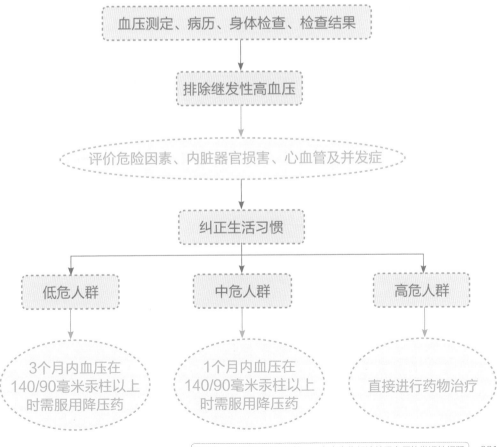

被诊断为高血压的血压值是多少

我国已将高血压的诊断标准与世界卫生组织于1999年制订的标准统一，即三次检查核实后，按血压值的高低分为正常血压、临界高血压和确诊高血压

临界高血压

收缩压在140～149毫米汞柱，舒张压在90～94毫米汞柱之间。

正常血压

收缩压在130毫米汞柱或以下，舒张压在85毫米汞柱或以下，而又非低血压者，应视为正常血压。

确诊高血压

收缩压达到或超过160毫米汞柱，舒张压达到或超过95毫米汞柱。

这里需要注意的是，血压正常与否是人为划定的界线，诊断高血压的标准会随着对血压的进一步认识而有所不同。

◎过去

过去认为，随着年龄的增长，收缩压和舒张压均有增高的趋势，不同的年龄组血压数值是不同的，尤其是收缩压。

◎现在

现在却有资料表明，无论处于哪个年龄组，只要收缩压超过160毫米汞柱，患脑卒中、心肌梗死、肾衰竭的概率和死亡率都会增加。

160毫米汞柱的收缩压是危险的标志，这就是将160毫米汞柱作为确诊高血压的临界点的道理。另一方面只有当舒张压降至80毫米汞柱以下时，才可能有效减少冠状动脉粥样硬化性心脏病、心肌梗死的发生率和死亡率。当然，这个结论还需要更多的临床试验进行验证，以便确定更合理、更全面的血压临界点。

降低血压是不是让血压降得越快越好呢

不是，除了高血压急症以外，降压治疗应缓慢进行，不能操之过急

降压急促会适得其反

很多人心急想要血压快点达标，或是擅自服用多种降压药物，或是擅自增加药物的剂量，其实这是不正确的，而且这样做可引起严重的后果。

根据高血压病的治疗原则，高血压病患者血压短期的降压幅度应控制在原来血压的20%以内，如果太过急促，可能会使身体出现代偿作用。

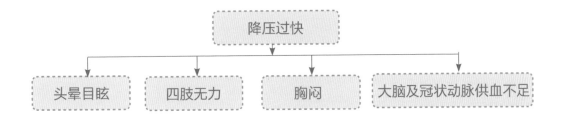

另外，有部分药物也可能引起血压下降过快的现象，所以，高血压病患者使用降压药物一定要在主治医生的指导下，使用正确的药物种类以及按照正确的剂量服用。如果在服用药物的过程中，出现头晕等不适的症状时，应及时告知主治医生，调整药物种类和剂量，以达到良好的治疗目标。

降压还是应该求稳，从小剂量开始，不能一味求快，不可盲目追求达标，血压降快还是降慢，还是得根据自身条件而定，否则会过犹不及。

降压不是越低越好

普通高血压患者血压要低于140/90毫米汞柱，糖尿病、肾脏疾病等高危病人要低于130/80毫米汞柱，脑血管病和冠状动脉粥样硬化性心脏病病人要低于130/80毫米汞柱，血压也并非降得越低越好，因为血压过低会导致脑血流灌注不足，增加脑缺血的风险。

坏胆固醇值和血糖值高了，与高血压有关系吗

有相互促进病情发展的关系，因此检查血压的同时要检查坏胆固醇值和血糖值

高血压患者不仅仅是血压高，还会存在其他的一些问题，血压数值高只是高血压的一种表象，一经测量便可以被发现。但是如果血压高，很可能伴随而来的是坏胆固醇值和血糖值也很高，如果不做血脂检查的话，就很难被发现。

"高血压"为坏胆固醇提供了潜伏空间

血脂通常是指血浆中的脂类物质，主要包括三酰甘油（TG）、胆固醇等。胆固醇有"好"（高密度脂蛋白胆固醇，HDL-C）"坏"（低密度脂蛋白胆固醇，LDL-C）之分。"好胆固醇"能将血管中的"坏胆固醇"带走，减缓血管动脉硬化的进程。相对于健康人来说，"坏胆固醇"对高血压患者的不利影响更明显。

高血压患者的动脉常年处于压力较高的状态，动脉内壁"坑洞裂缝"比较多，这就为体积较大的"坏胆固醇"提供了潜伏的空间。随着"坏胆固醇"沉淀越来越多，在动脉壁形成一个个"斑块"。

高血压患者要注意检查血脂

一开始人体没有任何感觉，如果不检查血脂，根本发觉不了"坏胆固醇"在预备行动。随着斑块越来越大，占用了血管管腔里更多空间，经过的血流量越来越少，滋养身体组织器官的养分不足，人们会感觉胸闷、心绞痛，或者头疼、手脚发麻，甚至莫名其妙地跌倒。与此同时，有些斑块还相当不稳定，就像皮薄馅大的饺子，随时可能炸裂，诱发血管内血栓形成，把动脉完全堵住，造成"停水"，得不到血液供给的心肌细胞或者脑组织被"渴死"，心肌梗死或者脑卒中就发生了。

因此，高血压患者在留意血压水平的同时更应关注胆固醇动态。最好每3到6个月测定一次血脂，其"坏胆固醇"水平应严格控制在100毫克/分升（2.6毫摩尔/升）以下，才能减少患心脑血管疾病的危险。

高血压会间接导致血糖升高

原发性高血压人群的血糖水平比血压正常人群高，血浆胰岛素水平也较正常人高，这充分说明高血压患者的胰岛素降血糖的能力出现了问题。说得详细一点就是，高血压使胰岛素的生物学作用被削弱。

这些人的机体对胰岛素产生抵抗，而为了维持一个较正常的血糖水平，他们的机体自我调节机制要使其胰岛 β 细胞分泌较正常多几倍甚至十几倍的胰岛素来降低血糖，这便造成了高胰岛素血症。高胰岛素血症确实能使这些人的血糖，在几年甚至更长时间内维持在不是太高的水平。但有得必有失，他们的机体也为此付出了高昂的代价。最后胰岛素的功能逐渐减弱以致衰竭，从而出现了糖尿病。

建议患高血压病的人，在降压治疗中避免用可能加重胰岛素抵抗的药物，并且定期检查是否血糖水平已有所升高，是否已出现高脂蛋白血症、高纤维蛋白原血症。如有则应积极采取措施，以防发生冠状动脉粥样硬化性心脏病、脑卒中。

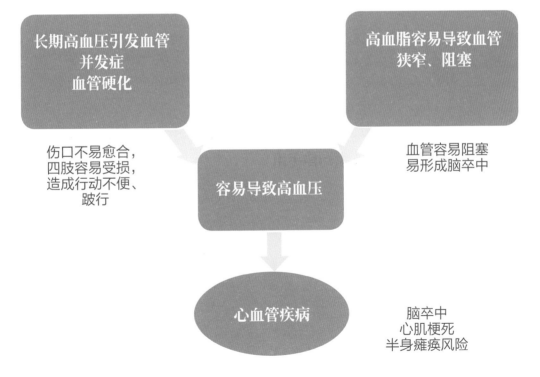

睡眠呼吸暂停综合征与高血压的关系是什么

在高血压病人群中，睡眠呼吸暂停综合征的患病率显著高于正常人群

什么是睡眠呼吸暂停综合征

睡眠呼吸暂停综合征是一种睡眠时候呼吸停止的睡眠障碍。

◎引起睡眠呼吸暂停综合征的原因

最常见的原因是上呼吸道阻塞，经常以大声打鼾、身体抽动或手臂甩动结束。睡眠呼吸暂停常伴有睡眠缺陷、白天打盹、疲劳、心动过缓或心律失常，以及脑电图觉醒状态。

◎睡眠呼吸暂停综合征的高危险人群

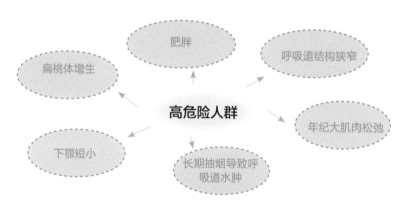

此类病患睡觉时会间歇性出现喉咙被阻塞以致呼吸不到空气。

睡眠呼吸暂停综合征与高血压的关系

1 据流行病学研究显示，患有睡眠呼吸暂停综合征的人群中，高血压患病率达 50% 以上，远高于正常人群的 11% ~ 12%。

2 患有睡眠呼吸暂停综合征的患者病情越严重，其患高血压的概率也越大。此外，在高血压患者人群中，睡眠呼吸暂停综合征患者的比例也明显高于正常人群。

3 通过同步的睡眠呼吸监测及持续血压监测发现，睡眠呼吸暂停可引起夜间血压升高，而且血压增高幅度与睡眠呼吸暂停严重度也关系密切。

4 与其他高血压患者不同的是，他们的血压大多在早晨最高，清晨头痛、头晕明显，单靠药物治疗效果并不明显。

睡眠呼吸暂停和血压增高的关系更为直接的证据是，经过治疗睡眠呼吸暂停综合征获得完全或显著缓解后，高血压也明显下降，甚或达到正常。

睡眠呼吸暂停综合征是高血压的危险因子

总之，睡眠呼吸暂停综合征是一个独立于饮食不当、年龄、情绪等因素以外的高血压危险因子，是继发性高血压的一个非常重要的原因。如果您有晨起高血压、药物控制不理想的高血压、血压波动大或夜间血压"非杓型"改变（血压在本应该偏低时而出现偏高的情况）。请询问一下家人，看看自己睡着后是否打呼噜，以确定是否应到睡眠中心去排除一下患睡眠呼吸暂停综合征的可能，进而排除一下患上高血压的可能。

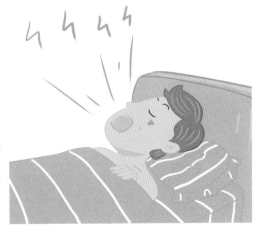

什么是假性高血压和隐匿性高血压

隐匿性高血压和假性高血压是特殊类型的高血压

什么是假性高血压

假性高血压是指用普通袖带测压法所测血压高于通过动脉穿刺直接测得的血压。假性高血压在临床上分为三种类型：

收缩期假性高血压

假性高血压多见老年、尿毒症、糖尿病、严重动脉硬化的患者，是由于肱动脉内膜增厚、硬化，偶尔是由于包裹性纤维化，造成动脉壁"严重的紧扣性压力"，引起相关的听诊读数错误造成收缩期假性高血压。

舒张期假性高血压

通常认为舒张压听诊标准是柯氏音消失，舒张期假性高血压为柯氏音提前消失。对比袖带肱动脉压和血压金标准肱动脉内压发现：对于收缩压，动脉内压高于听诊血压3～4毫米汞柱；对于舒张压，听诊血压高于动脉内压约10毫米汞柱。

袖带充气高血压

袖带充气高血压是指在袖带充气的时候血压上升，这种现象只在少数病人中出现。

隐匿性高血压

隐匿性高血压也称逆白大衣性高血压，患者诊室血压正常，但是诊室外血压，如家庭自测血压或动态血压高于正常血压的现象。这种现象既可以见于未经降压治疗的患者，也可以见于已在用药进行降压治疗的高血压患者，由于此型高血压容易被漏诊，延误治疗可以造成严重的靶器官损害以及不良的心血管事件。

夜间高血压

白天血压值正常，但是晚上血压却升高。由于晚间血压长时间不降，导致心肌梗死及脑卒中发病概率增加。由于在医院检查通常是白天，很难确诊。

在家自测可发现隐匿性高血压

隐匿性高血压的棘手之处在于在医院测量时血压值正常，不易确诊。

如果发现得晚，治疗也就相应延后，对血管及内脏的负面影响很大。

并且，隐匿性高血压患者发生心肌梗死和脑卒中的危险约为正常人的3倍。

因此，为了能够尽早发现隐匿性高血压，避免疾病发作，我们推荐在家测量血压，以便及时掌握自己的血压状态及变化。

由于在家测血压时心情放松，所以测出的血压值低，因此，高血压的判断标准也应相应地降低。

虽然有些高血压患者在家测出的血压值降低了，但并不意味着可以停止服用降压药，应将记录提供给医生，按照医生的诊断行事，而不是轻易地自我诊断。

高血压的诊断标准

● 诊所血压的标准

高压（收缩压）≥140毫米汞柱或
低压（舒张压）≥90毫米汞柱，或两者均符合。

● 自测血压的标准

高压（收缩压）≥135毫米汞柱或
低压（舒张压）≥85毫米汞柱，或两者均符合。

在家用自测血压时应注意的几点

要点 1

每天早晚各测量一次血压。早晨的测量应在起床后1小时内。夜晚的测量应在就寝前进行。服用降压药的患者应在服药物前测量血压。

要点 2

记录每次的测量结果。每天测量、每次记录能够帮助我们尽早发现血压异常。

要点 3

血压是变化的。如果太在意每一次血压值的变化反而会增加心理压力，导致血压升高就得不偿失了。观察一段时间内的血压变化和趋势才是正确方法。

高血压造成心脏损害怎么办

高血压造成的心脏损害要根据程度的不同来采取措施，不能放任不管

选择重塑心肌的降压药

因为高血压对心脏长期的压迫会导致左心室肥厚，所以要延缓其进展，最主要的是要控制住血压，把它控制在合理的范围之内。有些抗压药有这部分的效果，可以重塑心肌，改善高血压，帮助延缓左心室肥厚的进展。

二级预防

若患上冠状动脉粥样硬化性心脏病，必须在医师指导下做二级预防，以防止更严重的心血管病的产生。若发生心肌梗死，需立即就诊。治疗方法有介入治疗和溶栓术。溶栓术是指用药物将堵在冠状动脉里的血栓溶解，以恢复血液的运行，防止心肌坏死。介入治疗是指经外周动脉输送导丝来查看冠状动脉狭窄的部分，使用支架撑开狭窄部分，以使血管重新通畅。

外科手术

如若冠状动脉狭窄的部分过长，病变血管过多，无法通过介入治疗时，这个时候就要使用外科手术的方法了。使用一种名为"搭桥"的手段，选择人体其他部位的小血管，来绕过狭窄的冠状动脉，另辟出路，来给心脏提供血液。

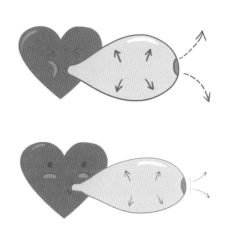

高血压造成脑血管损害怎么办

主动治疗高血压，注意控制自己情绪，不要过度劳累，忌激动、易怒

高血压会造成多种脑血管病变

高血压是目前公认的引起脑血管病的重要危险因素。相比于普通健康人群，严重的高血压病患者患脑血管病的危险性要增加了7倍。

◎动脉粥样硬化

高血压是动脉粥样硬化的启动因素，并加速动脉粥样硬化的进展。因为血压过高，血流对血管壁的冲击会损害血管内膜，内皮的功能受到损伤后，血液中的脂质更加容易沉积在血管壁，血管壁的僵硬度增加，血压又会升高，这便形成了恶性循环。因此，高血压是动脉粥样硬化的危险因子。

◎脑梗死

脑梗死大都发生于休息时，部分患者睡一晚醒来发现身体不受控制、嘴歪眼斜、流口水、手脚不听使唤，这种情况就是发生了脑梗死，经常让人措手不及。相比于脑梗死，脑出血的发生就剧烈得多，其大都是因为患者血压骤然升高，导致短时间内出现失语、瘫痪、眩晕等症状。

造成多种脑血管病变后怎么办

脑梗死和脑出血对人体伤害极大，很多时候都会导致患者致残和死亡，是危害人体健康的杀手。预防脑血管病变最主要的措施是要主动治疗高血压，注意控制自己情绪，不要过度劳累，忌激动、易怒。

若不慎发生脑血管意外，应第一时间前去医院就医，运用药物或是别的手段来尽量减少脑血管意外对颅脑功能的损害。过了急性期后，要在医师指导下，通过营养饮食和运动锻炼相结合，慢慢恢复身体功能。

值得一提的是，康复训练需要漫长的时间，不是一朝一夕就能完成的，需要恒心、耐心与信心，在医师指导下，循序渐进，身体功能最终会得到很大改善。需要注意的是，这个期间的心理引导也必不可少，万万不可忽视。

高血压造成肾脏损害怎么办

最主要的是要防治高血压本身，而且对高血压的防治更为严格

高血压造成肾脏损害后果严重

众所周知，高血压可引起心、脑、肾等多脏器的并发症，可导致很高的致残率和致死率，42%的高血压患者可出现肾脏并发症。肾脏是身体的清洁工，如果肾脏受到高血压的干扰，则会对身体方方面面都产生影响，10%的高血压患者死于肾衰竭。

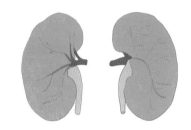

如何防治肾脏损害

要防治高血压损害肾脏，最主要的是要防治高血压本身，而且对高血压的防治要更为严格：若对高血压放任不管，肾脏损害发展到最后阶段，肾功能就完全消失，无法再为人体健康提供帮助，最后导致人体内毒素越积越多，危害生命健康。有肾脏损害的高血压患者，血压建议控制在125/75毫米汞柱以下，这有助于减轻肾功能的损害。

此外，因为尿蛋白和肾脏损害密切相关，所以怎样降低尿蛋白越来越受到人们重视。血管紧张转化酶抑制剂（ACEI）/血管紧张素受体阻断剂（ARB）由于既可以控制血压又能降低尿蛋白，常常是防治高血压并发肾脏损害的首选。但是，因为ACEI/ARB会导致肌酐清除率下降，所以肾功能严重不全的患者（肌酐大于3毫克/分升）不建议使用。

中轻度肾功能不全的朋友要改变不良的生活习惯，注意控制钠盐的摄取，适当减肥，戒酒戒烟。而且通过专业医师的指导，开展低蛋白饮食，防止肾脏进一步损害。

至于肾衰竭的患者，药物治疗已经无效，一般医生会建议使用人工透析的方案，使用人工装置定期把有害物质从血液中过滤出来。

高血压造成视网膜病变怎么办

高血压会引发视网膜病变。因此，要阻止视网膜病变，最重要的是控制血压

为什么高血压会影响视网膜

患者的血压升高时，视网膜动脉会发生功能性收缩，即动脉痉挛，此时患者会出现视物模糊，当血压正常后，动脉管径恢复正常，视物会重新变得清晰。

视网膜病变是慢性进行性高血压恶化或者急性进行性高血压的重要标志。如果在早期就发现高血压，及时控制血压，眼底病变就会消除。

到了晚期，眼底动脉会呈"银丝状"或完全闭塞呈"白线样"，视网膜由于缺血导致视网膜新生血管形成，病情就很难好转了。

视物模糊时要引起重视

当血压急剧升高导致视物模糊之际，应在医师指导下平稳地把血压降下来。若不了解情况，看到血压升高就使劲儿吃降压药，反而会因为末梢循环的供血不足而导致视网膜病变加重。

高血压患者要经常进行眼科检查

对于高血压引发眼睛疾病的患者，控制血压是治本之举，但也不能忽略了由此引起的眼睛疾病的治疗。通过眼科检查，不仅能查出眼睛疾病的病变，而且还能通过眼睛疾病了解高血压的进程。因为，唯一能在活体直接观察到血管的方法，就是眼科的眼底检查。这里包括眼底的直接与间接观察以及一些辅助检查。眼底检查不但能清楚地观察眼底视网膜动静脉的情况，还能了解到视乳头及眼底的其他变化。因此，眼底检查不仅是眼科疾病诊断的重要依据，而且还是判断高血压病情严重程度及了解预后情况的重要检查手段。

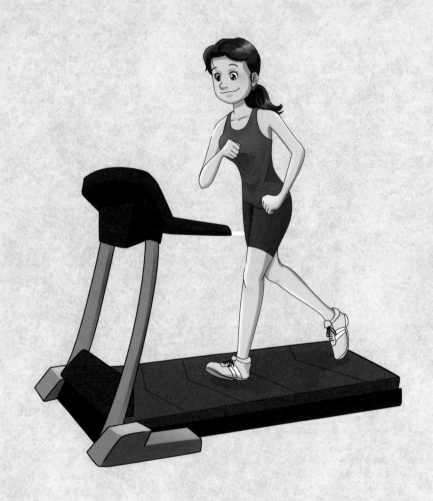

第2章

预防高血压的57条特效规则

——最佳的生活调养方案

偶尔血压升高不用在意？认为那不过是正常的生理反应。其实这是身体在向你发出警告，再不注意可能就会变成真正的高血压。你需要注意从饮食、运动到生活等各个方面的细节，从而"掌控"血压。

规则1 注意饮食搭配以控制血压

俗话说"病从口入"，就是说很多疾病都是吃出来的。健康的膳食不仅可以让我们保持完美的身材，更能让我们拥有健康的身体。

选择"二多"、"三少"的食物

"二多"

"二多"是指多蔬果、多粗粮。

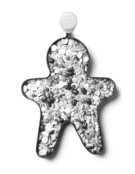

蔬果中含有大量的维生素、纤维素以及微量元素。这些营养素对于控制血压、保持身体健康有很大帮助。维生素C有助于排除体内多余的胆固醇，从而能有效地预防动脉硬化的发生。维生素E则是人体重要的抗氧化剂，可保护细胞膜及多元不饱和脂肪酸不被氧化，还可以保护红细胞，预防血液凝结及强化血管壁，尤其适合合并有冠状动脉粥样硬化性心脏病及脑供血不足的高血压病人。水果中的镁不仅能预防高血压病的发生，还能治疗高血压病。

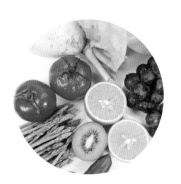

蔬菜中含钠盐极少，含钾盐较多，钾可以起到一定的降压作用。粗粮中含有的膳食纤维可以减少肠道对胆固醇的吸收，降低血液中胆固醇水平，能有效预防冠状动脉粥样硬化性心脏病和结石病的发生。

"三少"

"三少"是指少盐、少油、少加工。预防高血压的饮食宜清淡，在制作食品的过程中应该控制好盐、油等调味品的用量，盐是导致高血压病的重要"元凶"。

实验证明，对于早期的或轻型的高血压患者，单纯限制食盐的摄入就可以使血压恢复正常。对中、高度高血压患者来说，限制食盐摄入量，不仅可以提高降压药物的疗效，而且可使用药剂量减少。动物油中含有较高的饱和脂肪酸和胆固醇，会使人体器官加速衰老，促使血管硬化，进而引发冠状动脉粥样硬化性心脏病、脑卒中等。常见的一些加工食品如火腿、腌肉、蜜饯、沙茶酱等，大多含钠较多，患者常吃这些，不利于血压的控制。

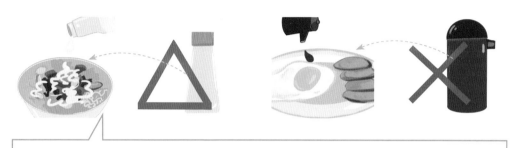

在食用沙拉等清爽的食物时放盐、加调料没关系，但食用如腊肉等重味菜的时候就要少放盐或不放盐了。

合理摄入蛋白质和脂肪

我们吃食物的目的，是从食物中均衡地摄取各大营养素，以满足身体对各种反应、各种活动的需要，而合理均衡地摄取蛋白质和脂肪则是预防高血压的关键。

蛋白质为机体提供能量，每克蛋白质能提供16.72千焦热量，占人体体重的

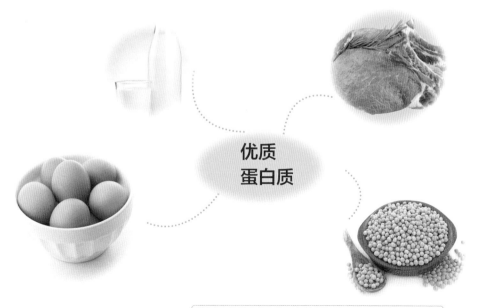

优质
蛋白质

15%～20%，用来制造肌肉、血液、皮肤和许多其他的身体器官。缺乏蛋白质容易出现疲劳、消瘦、水肿、神情呆滞等症状。为了预防高血压，每日摄取的蛋白质最好不要超过1.5千克。在这些蛋白质中，1/3应该来自含优质蛋白的食物，如牛奶、鸡蛋、猪肉中的精瘦肉、各种大豆等。

脂肪每克能提供能量37.66千焦，占人体体重的13.8%。脂肪能保护内脏器官减少它们之间的摩擦，并起固定五脏六腑的作用，促进脂溶性维生素的吸收，令皮肤有弹性。预防高血压需要控制脂肪的摄入量，尤其是肥胖人群更应严格限制脂肪的摄入量，每日摄入的总量不得超过40克。

多余热量，能免则免

研究表明，患心血管疾病的人以喜好进食动物脂肪者居多。作为具有发生高血压病倾向的人，其体内的脂肪组织本来就有所增加，而其他活动性组织则相应减退，整个机体的代谢水平降低，加上多数高血压易感人群都年龄偏高，活动量少，消耗的热能也相对减少，若摄入热量过多，必导致肥胖，结果是导致血压升高。因此，预防高血压应该注意控制热量的摄入。

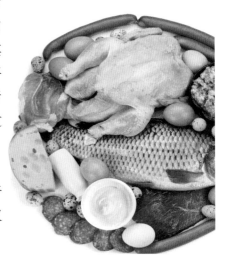

为了预防高血压，每日热量总摄入值应小于7950千焦。热量摄入可根据劳动强度而定，建议每千克体重供给105~126千焦的热量或更低。

不同劳动强度下热能需要量	
不同劳动强度	每日每千克标准体重所需要的热量（千焦）
极轻体力劳动	125.52～146.44
轻体力劳动	146.44～167.36
中等体力劳动	167.36～188.28
重体力劳动	188.28～209.2
极重体力劳动	209.2～230.12（或251.04～292.88）

劳动强度分级参考	
极轻体力劳动	以坐着为主的工作，如会计、秘书等办公室工作
轻体力劳动	以站着或少量走动为主的工作，如教师、售货员等
中等体力劳动	如学生的日常活动等
重体力劳动	如体育运动，非机械农业劳动等
极重体力劳动	如非机械化的装卸、伐木、采矿、砸石等

计算每日每千克标准体重需要的热量

若某极轻体力劳动者体重为55千克，那么他的一日所需总热量为：

标准体重（千克）×每日每千克标准体重需要的热量（千焦）=55×（125.52~146.44）=6903.6千焦~8054.2千焦

每天需热量取中间值 **7479千焦**

　　为了减少热量的摄取，我们要避免多摄入零食、油炸食品，还有膨化食品、碳酸饮料尽量能不吃就不吃。多吃水煮的东西，热量摄取就会减少。可以用鲜榨果蔬汁代替碳酸饮料等甜味饮料。用水果作为甜点或加餐，而不是食用糖、蛋糕等甜食。

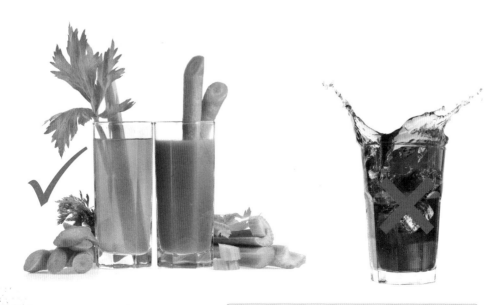

规则2 良好的饮食习惯是预防高血压的特效药

日常生活中，很多人没有养成良好的饮食习惯，长时间处于高油、高糖、高脂、高盐的饮食状态，这样会容易发胖，增加患高血压病的风险。

预防高血压，从规律饮食做起

现在的上班族因为工作繁忙，时常因过饿而暴饮暴食，使得胃功能紊乱，破坏了胃酸分泌的正常节律。长此以往，不仅会落下胃病，那些高油、高糖、高脂、高盐的快餐还会导致肥胖，结果不仅会影响你的心情，还会影响你的血压。观察发现，体重越重患高血压的可能性也就越大。一个中度肥胖的人，发生高血压的概率是身体超重者的5倍以上。

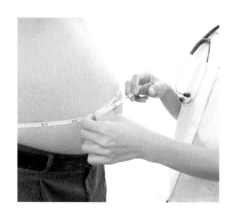

所以在平常的生活中，我们要有规律地进餐，定时定量，这样可形成条件反射，有助于消化腺的分泌，更利于消化，对于减轻肠胃负担，促进肠胃健康和改善肥胖有很大帮助。预防高血压，请从规律饮食做起。

培养良好用餐习惯的小窍门

◎远离引诱

应避免和吃得多或吃得快的人一同进餐。吃得多的人会引诱你多吃，吃得快的人会导致你有压力，不自觉加快进食速度。

◎吃饭时要专心

不要一边吃饭一边做其他事，因为这样会转移你的注意力，让你不知不觉进食超量的食物。

◎"允许剩下"

有些人吃饭时往往不管是否吃饱，只要碗里剩有食物，拼尽全力也会吃完。这种习惯非常不好，不仅会饮食失调，对肠胃也会造成很大伤害。当然不是提倡吃饭要浪费食物，只是要有吃饱了就不要再硬塞的习惯。最好每次做适量的饭菜，吃多少做多少。

规则3 过度节食反而更容易发胖

过度节食会使我们身体缺乏营养，为了维持生命的正常活动，基础代谢率会降低，体内热量不易被消耗，所以很多人节食之后体重不降反升。

"挨饿减肥法"真的有效吗

许多年轻人认为不吃不喝就可以把体重减下来。事实上，这种减肥方式失败率是非常高的，这是因为身体无法长时间忍受严重的饥饿感，当意志力被欲望击败时，反而有可能让人忍不住吃下更多东西。而且在节食期间身体自动减慢了新陈代谢的速度。新陈代谢率降低了，人体内的热量也会不易消耗，甚至在睡觉时所消耗的热量也会比其他人要少10%。所以有的人节食减肥后身体不只是反弹到原来的体重，甚至有可能会更重，尽管他们的食量较节食之前并没有增加。节食期间不正确的生活方式还会导致营养失衡，即使真的瘦了下来，也会显得病态又憔悴，一点也不健康，此外这种减肥方式也不是长久之计，谁能天天这么坚持呢？

过度节食会导致血压升高

肥胖和高血压之间有着密不可分的关系，所以不健康的减肥方式——过度节食遗留下的问题不仅是发胖，还有可能导致各种心脑血管疾病而引发高血压，对我们的健康造成极大的损害。

所以为了预防高血压，也为了我们能拥有更美好的身材，请选择更健康的减肥方式吧。

健康的减肥方式

跑步。每周5次，每次45分钟，保持每分钟170米的速度，可在3个月内减少4.54千克体重。

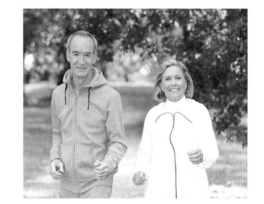

◎跳舞。每周6次，每次1小时，可在4个月内减少4.54千克体重；游泳，每周4小时，可在4个月内减少4.54千克体重。

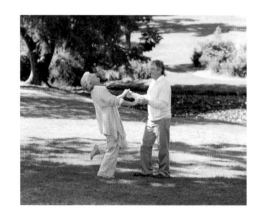

◎骑自行车。每周4次，每次1小时，保持每小时15千米的速度，可在5个月内减少4.54千克体重。

当然如果以前没有过运动减肥的经历，建议一开始不要做太高强度的运动，可以先从低强度做起，再慢慢增加强度，否则突然开始高强度锻炼有可能会伤到身体。

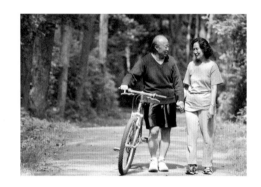

运动减肥的361原则

◎3餐之后

运动的最佳时间应该是在三餐之后，高强度运动（比如对抗性的篮球、足球或羽毛球赛等）可在饭后两小时进行；中度运动（骑车、跳舞等）应该安排在饭后1小时进行；轻度运动（如散步、慢走）则在饭后半小时进行最合理。

◎每周6次

减肥最佳运动强度：运动减肥心率=（220-年龄）×（60%~80%），心率在100至130次/分。一般在一日三餐后半小时可进行轻度运动，如散步、慢走等。每周根据个人的运动喜好，至少安排6次较为持久而中高强度的运动。

◎每次坚持至少1小时

在运动前做10分钟的准备工作，然后进入正式的锻炼，结束之后还有10分钟的整理时间，这样一次完整的运动至少需要1个小时。

健康合理的减肥方法

◎食欲控制法

对食欲进行克制，每餐控制在以往食量的70%，一个星期之后，食欲会自然下降。大多数人肥胖都是因为胃口太好，只要克制住食欲，就可以控制住体重。

◎少吃多餐法

少吃多餐法就是不拘泥于一日三餐。可以把这三餐细分为更多的餐数。当感觉饥饿的时候，吃得越慢越好。

◎女性生理周期减肥法

女性月经来的1～7天为瘦身福利期

此时期身体比较虚弱，但是体重却是全月最重时，体重一般比平时多1～1.5千克，此时需要多吃一些含铁的食物，这是一个月内仅有的可以不用太控制食欲的一周，可以吃高热量的东西，比如牛肉，热可可、巧克力等。

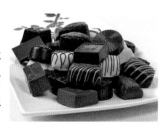

月经后7～14天为瘦身平快期

减肥效果仍然可以不错。此时期需要多吃高纤维食物，以促进激素排出，增加血液中镁的含量，虽然效果可能不如上个阶段明显，不过仍是减肥的有利时期。高纤维食物如蔬菜、水果、全谷类、全麦面等食物。

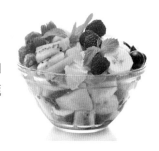

月经后14～21天瘦身缓慢期

此阶段是减肥慢行期。此时期减肥者一定要注意饮食的清淡，多吃绿叶蔬菜和水果，多饮水，保持排泄通畅，多吃肉类、蛋、豆腐、黄豆等高蛋白食物，来补充经期所流失的营养素和矿物质，这一点减肥女性可要注意。

规则4 钙、镁合理搭配摄入，有助于稳定血压

钙、镁均与肌肉张弛收缩、维持血压有关。钙与镁理想的摄取比例为2:1或者3:1，两者摄取量平衡，则血压稳定。

钙的重要性

若钙的摄取量不足，人体就会从骨质中溶解一部分钙以保证血液中有足够的钙，同时甲状旁腺素作用于骨骼和肾脏促使血管壁上的钙能更容易地进入细胞。若从骨质中溶解的钙量刚好，则没有任何问题。但是如果溶解过多，则多余的钙就会进入血管壁导致血管肌肉收缩进而导致血压升高。即因钙不足而引起了钙过量，称为"钙反常"。在高血压患者中由于钙代谢异常而导致缺钙的患者，要特别注意。

镁的重要性

具有调整功能的镁如果摄取量不足，则会导致细胞中的钙增加过量，进而肌肉收缩血压升高。很多人为了防止骨质疏松会多补钙，而经常忘记摄入镁。无论防止骨质疏松，还是稳定血压，镁都是不可缺少的营养元素。需要特别注意的是，精神压力、饮酒、运动均消耗镁，并且加工食品及清凉饮料中富含的磷能够阻碍镁的吸收。

富含钙的食物

乳类与乳制品 牛乳中含有丰富的矿物质，特别是含钙较多，而且钙、磷比例合理，吸收率高。

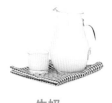
牛奶

羊奶

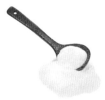
奶粉

豆类与豆制品　大豆含有丰富的钙、磷、铁，每100克中含有367毫克钙、571毫克磷和11毫克铁，但铁的吸收率不高。

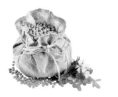
黄豆

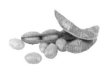
毛豆

扁豆

蚕豆

水产品　水产品的营养价值非常高，含钙丰富，其中尤以虾皮为最。

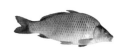
鲫鱼

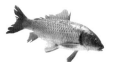
鲤鱼

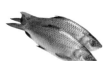
鲢鱼

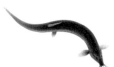
泥鳅

肉类与禽蛋　肉类食物普遍含钙不高，牛肉含钙最高；蛋类食物中以鸡蛋黄含钙量最高。

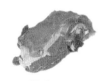
羊肉

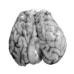
猪脑

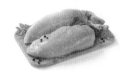
鸡肉

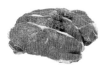
牛肉

富含镁的食物

谷类　　谷类含矿物质以铜、镁、钼、锌等较高，总量为 1.5%~3%。

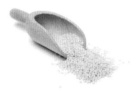
小米

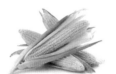
玉米

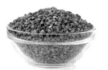
荞麦面

高粱面

豆类　　豆类富含钙、磷、铁、钾、镁等矿物质，是膳食中难得的高钾、高镁、低钠食品。

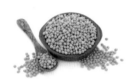
黄豆

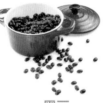
黑豆

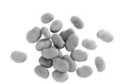
蚕豆

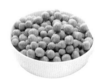
豌豆

蔬菜　　镁主要存在于绿叶蔬菜物中，尤其是叶绿素中，含有大量的镁。如紫菜被喻为"镁元素的宝库"。

冬菜

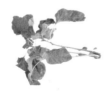
苋菜

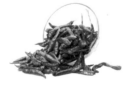
辣椒

蘑菇

规则5 细嚼慢咽有助于控制血压

细嚼慢咽是非常好的饮食习惯，可以增加饱腹感，让我们吃得更少，从而控制体重和血压。

细嚼慢咽可增加饱腹感，有助于控制血压、血糖等

由于大脑摄食中枢感知饱的信息需要一段时间，所以口腔和胃里消化出来的少量小分子，对于食欲的控制至关重要。因此，如果进食速度过快，食物的数量是不受大脑控制的，只能由胃的机械感受器来感知。然而，对于精加工的淀粉类食物来说，如果到胃感受出来饱胀的时候，进食的量有可能已经明显超过身体需求了。

如果非常迅速地吃完精加工的淀粉类主食，不仅会对肠胃造成很大的负担，短时间还可能会导致血糖、血压快速上升。精加工的淀粉类食物如果再加肉类的配合，会让血脂血压的控制变得更难。如果运动量再不足，35岁之后，人会非常容易患上高血压、脂肪肝、高血脂、糖尿病。

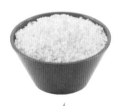 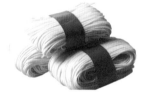 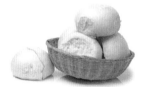

大米、馒头、面条不是谷物，而是谷物类的加工制品，同时也是淀粉含量比较高的食物。

细嚼慢咽为肠胃撑起保护伞

细嚼慢咽的进食方式能促进胃酸的分泌，增加唾液，其中的消化酶可助消化，还能形成保护胃部的薄膜。我们平时吃的米饭是属于精加工食品，为了利于细嚼慢咽，可以在煮米饭时加入粗粮。

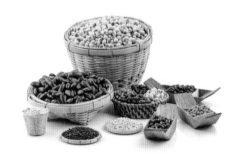

规则6 烹调食物时在适当的时间加入调味品

要想做出既迎合口味，还能预防高血压的美食也不是一件简单的事情——不仅要掌握调味品的量，还要掌握调味品放的时机。

在正确的时机加入调味品，美味又健康

烹饪食物时何时加入调味品将会影响调味品的效果和口感。为了预防高血压做的菜肴本来就相对清淡，但是如果在合适的时间加入调味品——即使是加入调味品较少，也可以做出色香味俱全的佳肴。

酱油

酱油能增加和改善菜肴的口味，还能增添或改变菜肴的色泽。烧鱼、烧肉，要早点加。炒青菜等一般的炒菜，最好在菜肴即将出锅前加进少许酱油，这样可以避免锅内的高温破坏氨基酸，并且酱油中的糖分也不会焦化变酸。

食糖

烹饪时加入少量食糖，可提高菜肴甜味，抑制酸味，缓和辣味。如果以糖着色，可待油锅热后放糖炒至紫红色时放入主料一起翻炒；如果只是以糖为调料，在炒菜过程中放入即可；如果在烹调糖醋藕片等菜肴时，应先放糖，后放盐。

料酒

料酒主要用于去除鱼、肉类的腥膻味，增加菜肴的香气和口感。料酒应该是在整个烧菜过程中锅内温度最高时加入，腥味物质能被乙醇溶解并一起挥发掉。而新鲜度较差的鱼、肉，应在烹调前先用料酒浸一下，让乙醇浸入到鱼、肉纤维组织中去，以除去异味。

醋

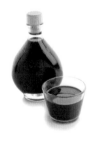

醋不仅可以祛膻、除腥、解腻、增香，软化蔬菜纤维，还能避免高温对原料中维生素的破坏。做菜放醋的最佳时间在"两头"：入锅后马上加醋，可保护原料中的维生素；菜肴临出锅前再加一次，以解腻、增香、调味。

规则7 烹饪食物采取氽、蒸和煮等方式能改善高血压

预防高血压最关键的一点就是少吃盐，但是"重口味"的人可能觉得饭菜盐少会难以下咽。那么，怎样做出健康少盐又美味的饭菜呢？

氽
特点：少油少盐，清鲜脆嫩。

"氽"是把食物放到沸水中煮一下，并随即取出，以防食物养分因高温烹调而流失，或食物本身变老、变黄。

蒸
特点：原汁原味，嫩香可口。

"蒸"可使菜肴在使用很少的调料情况下，充分入味，如蒸茄子、清蒸鱼等，尤其适宜作为高血压患者的健康烹饪方法。

炖
特点：营养丰富且易于吸收。

这种方式烹饪会使水溶性维生素、叶酸、维生素C等以及钙、镁、磷等矿物质溶于汤，但会有部分维生素受到破坏。

焖
特点：菜肴酥烂，营养易吸收。

这种烹饪方式对食物的影响程度与时间有关。一般是焖的时间越长，营养损失也越多，但是焖熟的菜肴也会有酥烂、汁浓、易于消化等特点。

煮
特点：口味清鲜，油脂少。

指将食物放入开水中煮熟的烹饪方法，尤其适宜肥胖型高血压患者。使用这种烹饪方式会使原料上裹了一层糊，所以会减少营养成分的流失。

以上是适合防治高血压的烹饪方法，除此之外，还要避免炸、烤、熏这三种不适合防治高血压的烹饪方式。油炸食物通常是高胆固醇食物。烤会使维生素等营养素受到相当大的破坏，而且还容易产生致癌物质。熏制食物在制作时候，为了味道，都会加入食盐、花椒、茴香等香料腌制，为了保存食盐也是不会少的，食用这样制作的香肠、腊肉极容易让人摄入过量盐分。

规则8 每一餐只能有一个味重的菜

日常饮食中每餐坚持只吃一个重口味的菜肴，可以帮助减少食盐的摄入量，帮助高血压人群对抗血压升高的风险！

低盐生活的诀窍之一：烹饪一道"味重"的菜肴

为了预防高血压，我们提倡低盐饮食。低盐生活有一个小窍门：一桌菜中要兼有味道厚重及味道清爽的菜肴。如果每道菜肴的调味品量比较均一，那么这桌菜肴就会变得毫无特点，人的食欲也会降低。所以可以烹饪一道"味重"的菜肴，其他菜肴则可以分别为酸、甜、辣等特色菜肴，这样搭配一定能让人食欲大增，也让高血压人群能够适应少盐的菜肴。

低盐生活的诀窍之二：添加含盐的调味品要适量

烹饪时如果糖放得过多，就得放入过多的酱油，所以，添加调味品一定要注意适量。当然不用让味道渗入食材里也可以，将拌有淀粉的调料汁或者食盐撒在菜肴的表面，这样既可以达到低盐的目标，菜肴又美味可口。

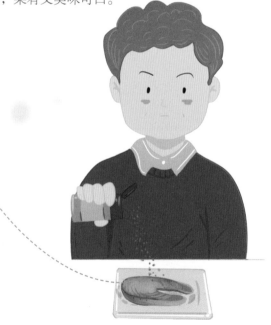

食盐量包括烹调用盐及其他食物中所含钠折合成食盐的总量。
由于味精、酱油还有各种大酱中都含有钠或者食盐，所以也应尽量少用。

规则9 少盐而矿物质含量丰富的味噌汤能够降压

味噌由发酵过的黄豆制成，营养价值很高，能增强机体免疫功能、帮助消化等，还能帮助减少对食盐的摄入，预防血压升高。

你所不了解的味噌汤

味噌汤是一种具有日本传统饮食特色的汤，主要以味噌为主要酱料煮制而成。味噌是一种用黄豆制成的酱，味道十分鲜美浓郁，加入汤中起到了类似味精或者鸡精的作用。

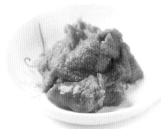

味噌不仅味道鲜美，而且营养价值高，经常食用对人体的健康十分有益。由于味噌含有丰富的蛋白质和食物纤维，常食不仅对肠胃、心血管有利，还可以起到降压的作用。

由于味噌汤的底料会加入很多海产品，而且调味用的鲜味料来自鱼干、海带这些天然食物，所以味噌汤相对其他食物含盐量较少，而里面又含有丰富的海产品，所以矿物质如钾、镁、钙等含量会很高，有常识的人都知道预防高血压就应该多吃含钾的食物，所以应该适当地多喝味噌汤预防高血压。

食谱推荐

味噌汤

✔ **原料**：豆腐、海带、刨柴鱼片、味噌、葱花。

✔ **做法**： 1 豆腐切小块；嫩海带事先泡水10分钟，弃水沥干待用；葱花少许备用。
　　　　　 2 在适量的水中加入刨柴鱼片烧出鲜味后，滤去刨柴鱼，汤水留用。
　　　　　 3 将豆腐放进柴鱼汤水里煮沸，加入嫩海带，尝试汤水的咸淡度，关火。
　　　　　 4 用二匙开水将适量味噌溶解后加入到汤中，搅拌均匀，撒葱花即可。

规则10 用酸味食物代替盐和酱油的使用，有助降低血压

酸味食物在控制盐分摄入方面具有很好的效果，是降压的理想调味品。
不妨将柠檬、酸橘等柑橘类水果榨汁，代替盐和酱油使用。

酸味

酸味是一种基本味。自然界中含有酸味成分的物质很多，大多是植物原料，主要有醋、醋精、酸梅及泡菜的乳酸，腌渍菜的醋醣等多种有机酸。酸味的产生主要是由于酸味的物质解离出的氢离子，在口腔中刺激了人的味觉神经。

酸味有 化钙、除腥、解腻、提鲜、增香等作用

用酸味食物代替食盐和酱油
在控制盐分的摄取上有很大作用。

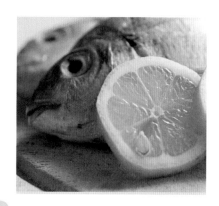

1 一方面

酸味食物作为一种相对健康的调味品，它可以控制我们对盐分的摄取。其中的代表——醋是降血压的理想调味料。

2 另一方面

酸味还可以去腥，吃烤鱼或者烤肉的时候，蘸着橙子汁或与泡菜一同食用味道会更好。

健康小贴士 柠檬、柚子、酸橘等柑橘类的水果酸味不仅清爽，而且没有醋那么强烈，不喜食醋的人也能接受。食用烤鱼或烤肉时，不妨将这类水果榨汁，代替酱油食用。或者将柑橘类水果汁放入萝卜泥中，并放入少许番茄泥搅拌食用，也是很健康的食用方法。

酸味食醋

醋可以称得上是最健康的调味品，适当多吃不仅可以美容、减肥，还能够降低患高血压、动脉硬化、脑卒中等疾病的风险。

高血压患者应该多吃点醋，餐桌上不妨经常来盘醋拌菜、醋溜菜，如醋泡花生米、醋泡大蒜、醋熘白菜等。

做菜时适当加点醋不仅能增进食欲、帮助消化，还能起到软化血管、防止血管内杂质沉淀、预防高血压的作用。

"涨"知识

食醋的味酸而醇厚，液香而柔和，它是烹饪中一种必不可少的调味品，主要成分为乙酸、高级醇类等。现用食醋主要有"米醋""熏醋""糖醋""酒醋""白醋""陈醋"等。根据产地、品种的不同，食醋中所含醋酸的量也不同，一般在5%~8%之间，食醋的酸味强度的高低主要是由其中所含醋酸量的大小所决定。例如山西老陈醋的酸味较浓。食醋中除了含有醋酸以外，还含有对身体有益的其他一些营养成分，如乳酸、葡萄糖酸、琥珀酸、氨基酸、糖、钙、磷、铁、维生素B_2等。

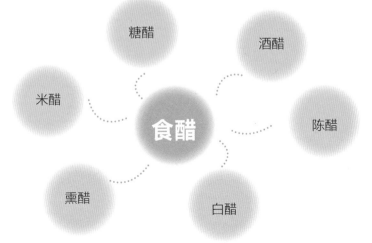

规则11 提防食物中隐藏的"盐"

市场上食物种类繁多，我们在日常生活中除了烹饪少放盐之外，还要学会避免食物中的"藏盐大户"。

盐是日常生活中必备的调味品，有了它，饭菜和其他食物会变得美味可口，但是为了预防高血压则应该减少食用含盐量多的食品，或者减少每次的食用量。

食物吃起来不咸不代表不含盐

有些食品没有标明含盐量，并且有些标明含盐量的食品，看起来含盐量不多，吃起来也挺清淡，但是实际含盐量却不少，如果大量食用，摄取的盐分也会较多。

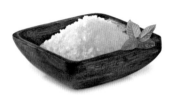

还有些人认为食物没有咸味就不含盐。殊不知冰激凌、蛋糕、点心这些口感甜腻的食品中其实含有很多盐分。此外这些食品的生产工艺需要加入含钠的辅料，如发酵粉（碳酸氢钠），还会加入功能性的添加剂，如调节酸味的柠檬酸钠、防腐用的苯甲酸钠等，所以它们对预防高血压非常不利，一定要少吃。

一些隐藏盐分的常见食物

汤汁中一般含有大量盐分，所以应该少食容易吸取汤汁的食品。诸如面包、挂面、方便面等在制作过程中已经加入了食盐。不要想当然地认为某种食品的含盐量高或低，确定食品的实际含盐量才是正确的方法。

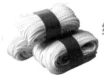 **经干燥处理后的面条**　　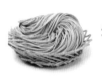 **未经干燥处理的面条**

◎在超市购买的面条比湿面条含盐量高，即使除去煮面时脱去的盐分，湿面条的含盐量仍相对少些。

常见食品中的含盐量对比（克/100克）

素面包	1.3		腊肉	2.0	
法式面包	1.6		油炸食品	1.9	
挂面	1.6		虾米	12.4	
牛肉干	5.3		薯片	1.0	
荞麦面（已干燥）	2.2		豆腐干	1.6	
手擀面	5.8		方便面	2.9	
意大利面	0		苏打饼干	0.8	
火腿	2.5		油条	1.5	

　　从上表中可以发现腌渍干品虾米含盐量最高，相对来说苏打饼干含盐量较少。意大利面含盐量虽然为零，但是也要注意制作时所添加的调味料是否含盐量过多。

规则12 预防高血压不宜多摄入味精

有些高血压高危人群一时改不了口味重的习惯，所以为了给食材提味，做菜时会加入过多的味精来代替食盐，殊不知这样也会对血压造成影响。

味精也含有钠

因为食盐的主要成分是氯化钠，所以食盐摄入过多，钠的摄入也会多，从而会导致血压升高，加重脏器负担。而味精的主要成分是谷氨酸钠，谷氨酸钠在人体内会分解为谷氨酸和钠离子，所以味精摄取过多，钠摄取也会多，同样会让血压升高。

◎3克味精含有与1克食盐相当的钠

那么，根据国家卫生和计划生育委员会的建议，按每人每天摄入食盐的量不超过6克计算，在综合考虑食盐与味精摄入的情况下，可用每3克味精替换其中1克食盐的方式计算每天钠的摄入量限制。

> **健康小贴士：** 鸡精成分复杂，含有食盐、味精及其他成分，给钠摄入量计算增加了困难，加上其还含有产生尿酸的增味成分，所以不建议老年人食用。

使用味精要比食用盐更慎重

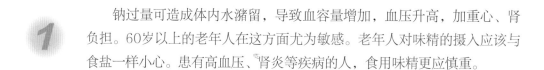

1 钠过量可造成体内水潴留，导致血容量增加，血压升高，加重心、肾负担。60岁以上的老年人在这方面尤为敏感。老年人对味精的摄入应该与食盐一样小心。患有高血压、肾炎等疾病的人，食用味精更应慎重。

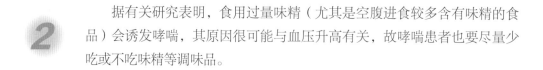

2 据有关研究表明，食用过量味精（尤其是空腹进食较多含有味精的食品）会诱发哮喘，其原因很可能与血压升高有关，故哮喘患者也要尽量少吃或不吃味精等调味品。

3 味精食用过多可引起口干、咽喉灼痛等不适，单从饮食口感方面讲，也是无益的。

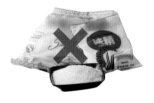

规则13 调味料蘸着用

通常我们炒菜是习惯于将调料放入菜中的，但只要稍稍改变一下这个习惯就能够减少很多食盐的摄入噢！比如粤菜中的白灼吃法。

粤菜中的白灼吃法

调味料如果全放入菜肴中，可能加很多搅拌开来也没什么味道，但是若不直接加入菜里，而是拿出少量单独放在碟子里蘸着吃，就可以少摄取很多盐分。因此粤菜中"白灼"是非常适合高血压患者减少盐分摄取的一种健康的吃法。

◎**方法**

用煮沸的水或汤，将生的食物烫熟，称为灼。将灼熟的食物蘸酱吃，既能减少盐分摄入，又能最大程度地感受到食材本身的原汁原味和酱料的特别味道。

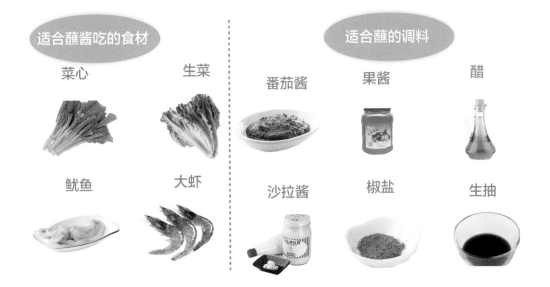

适合蘸酱吃的食材　　　适合蘸的调料

菜心　　生菜　　　番茄酱　　果酱　　醋

鱿鱼　　大虾　　　沙拉酱　　椒盐　　生抽

放调料时先放入小勺里

放酱油或者盐时可以先倒在小勺子里，然后再放入菜肴中，一部分酱油或盐附着在勺子上，倒入菜肴中的量也相应减少了。同时也能避免不小心倒多的情况发生。

规则14 含有乳酸菌的发酵食品能够防治高血压

经常食用含乳酸菌的发酵食品，可以增加营养、降低胆固醇，防治高血压、动脉硬化、冠状动脉粥样硬化性心脏病及癌症。

什么是乳酸菌

乳酸菌是发酵糖类主要产物为乳酸的一类无芽孢、革兰染色阳性细菌的总称。凡是能从葡萄糖或乳糖的发酵过程中产生乳酸的细菌统称为乳酸菌。这是一种存在于人类体内的益生菌。

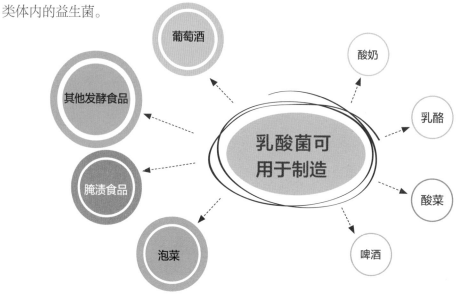

小小乳酸菌好处多

1 能抑制肠道腐败菌的生长。

2 含有可抑制体内胆固醇还原酶的活性物质。

3 能刺激机体免疫系统，调动机体的积极因素，有效地预防癌症。

4 调整肠腔内菌群的平衡，增加肠蠕动，保持大便通畅，预防大肠癌等的发生。

所以，经常食用含乳酸菌的发酵食品，可以增加营养、降低胆固醇，防治高血压、动脉硬化、冠状动脉粥样硬化性心脏病及癌症。

含乳酸菌的发酵食品

1 发酵酸乳制品

主要品种有凝固型酸牛乳、搅拌型酸牛乳、果味型酸牛乳、浓缩或干燥型酸牛乳、发酵酸羊乳等。

2 其他乳酸发酵乳制品

①酸乳饮料原料乳经乳酸菌发酵后所制成的饮料，有浓缩型、稀释型、活菌型、杀菌型等品种。
②酸奶油把牛乳中的稀奶油分离出来，通过添加乳酸菌发酵剂而制成的酸性奶油。

3 乳酸发酵肉制品

如乳酸发酵香肠、乳酸肉等。

5 豆类乳酸发酵制品

①大豆乳酸发酵制品如大豆乳酸发酵饮料、豆乳牛乳发酵饮料、果味乳酸发酵豆乳、豆芽酸乳等。
②绿豆乳酸发酵制品主要有乳酸发酵绿豆乳、绿豆乳酸发酵饮料等。

4 果蔬乳酸发酵制品

①乳酸发酵蔬菜。
②果蔬汁乳酸饮料。

6 乳酸发酵谷物制品

主要制品有酸面包、谷物乳酸发酵饮料、乳酸发酵糕点等。

规则15 多食用洋葱、大蒜，有良好的降压作用

洋葱和大蒜都有一定的降压作用，还能减少心脏病的发病率。

洋葱

洋葱中的营养成分十分丰富，在欧美被誉为蔬菜中的"皇后"。洋葱除了能降低血压外，还可以起到预防癌症、抗菌消炎以及维护我们心血管健康的作用。

1 营养丰富

每100克洋葱含钙24毫克，磷39毫克，铁0.6毫克，维生素C8毫克，膳食纤维9克、维生素E0.14毫克、烟酸0.3毫克，几乎不含脂肪。洋葱中还含二烯丙基、二硫化物和能激活血溶纤维蛋白活性的成分，这些物质均为较强的血管舒张剂，能减少外周血管和心脏冠状动脉的阻力，有防治心血管疾病的效果。

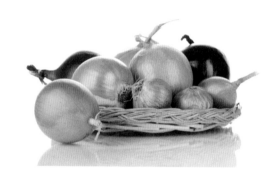

2 含前列腺素A

洋葱是目前所知唯一含前列腺素A的蔬菜。前列腺素A可直接作用于血管而使血压下降，还有促进肾脏利尿和排钠的作用，调节体内肾上腺神经递质的释放，从而起到较好的降压作用。因此，常食洋葱可以稳定血压、减低血管脆性，对人体动脉血管有很好的保护作用。

3 天然的血液稀释剂

洋葱是"天然的血液稀释剂"，可降低血液黏度，增加冠脉血流量。洋葱所含的硫化物还能促进脂肪代谢，具有降血脂、抗动脉硬化的作用。

大蒜

大蒜降血压的效果也是非常显著的，是天然的降血压药物。它富含的硫化物能保持体内某种酶的稳定，从而避免高血压的出现。

1 大蒜为什么能降压

大蒜富含大蒜苷，有降压作用；还含有比人参更丰富的锗，亦具有降低血压、防止心血管疾病的功效。吃大蒜治高血压效果持久而稳定。中等甚至严重的高血压患者，连续一段时间（1~3个月）适当食用大蒜，就能使血压降低或者恢复到正常的血压水平了。

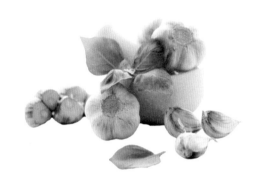

2 大蒜降压法

吃大蒜降血压的方法很简单，只要每天生吃2到3瓣大蒜就可以了，比如做凉拌菜的时候加些蒜泥等。轻度高血压患者，如果每天早晨吃几瓣醋泡的大蒜，并喝两汤勺醋汁，半个月后血压就会降低。此外，高血压患者经常食用生蒜，也有益于血压降低。

3 食用大蒜的禁忌事项

肠胃不好的人一次不要吃太多大蒜。患有青光眼、白内障、结膜炎、麦粒肿、干眼症等眼疾的人平时最好少吃。

长期大量地食用大蒜会"伤肝损眼"，因此，眼病患者应尽量不吃大蒜，特别是身体差、气血虚弱的病人更应注意。

规则16 蛋类和肉类中的胆固醇能够强化血管

不要"闻胆固醇色变",其实胆固醇是人体不可缺少的营养物质。它不仅是身体的结构成分之一,还是合成许多重要物质的原料。

胆固醇也分好坏

胆固醇一直被误认为是导致心脑血管疾病的"元凶"。事实上胆固醇是人体组织细胞不可缺少的重要物质,胆固醇在体内分为高密度脂蛋白胆固醇和低密度脂蛋白胆固醇两种。高密度脂蛋白胆固醇对血管有保护作用,通常称为"好"胆固醇。低密度脂蛋白胆固醇如果偏高,患冠状动脉粥样硬化性心脏病的危险因素会增加,通常把它称为"坏"胆固醇。

"好"胆固醇是"血管清道夫"

"好"胆固醇蛋白多、脂肪少、密度大、颗粒小,能将附着在血管上的游离胆固醇带回肝脏,再将之代谢,有疏通、保护血管的功能,又被称为"血管清道夫"。蛋类和肉类中含有丰富的胆固醇,食用适量的肉类和蛋类可以强化血管,防治血管硬化等心脑血管疾病,对高血压的防治也有一定作用。但是一定要注意不能过量食用。

"坏"胆固醇的克星

 膳食纤维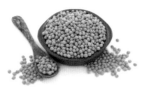

类胡萝卜素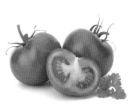

适量摄入膳食纤维利于产生饱腹感,它不仅能和肠道内的胆汁酸、胆盐结合,还能刺激大肠蠕动,将胆固醇排出体外,降低血液中胆固醇的含量。膳食纤维的主要来源包括蔬果、杂粮、坚果、豆类等,建议成人每日摄入25~35克,大约为3碟蔬菜、2份水果,并以杂粮饭代替白米饭。

类胡萝卜素能防止"坏"胆固醇的氧化,保护血管内皮的完整,避免血管病变的产生。黄色、绿色、红色蔬果都是类胡萝卜素的优质来源,比如木瓜、芒果、西红柿、胡萝卜等均可适量多吃。每日食用5~6份蔬果,其中必须包括2~3份黄色、绿色、红色的蔬菜,就能达标。

维生素B₂

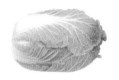

维生素B₂能强化脂质代谢、防止脂质沉积、保护血管健康、避免肥胖和脂肪肝，其降脂功能真是不容小觑。它还有益于蛋白质、脂肪和糖类的代谢，促进皮肤、头发、指甲的再生，并能够防治口角炎和眼睛疲劳。建议大家每日大约摄取1.6毫克维生素B₂，动物肝脏、深绿色蔬菜、豆类、坚果类、五谷杂粮、牛奶制品等都是富含维生素B₂的大户。

烟酸（维生素B₃）

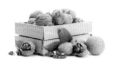

烟酸不仅可以减少"坏"胆固醇和三酰甘油，同时还能增加"好"胆固醇，并能促进胆固醇的代谢。另外，它还对强健肠胃、消除口臭和口角炎、维持皮肤和神经系统的健康有积极作用。膳食中，烟酸的最佳食物来源主要有动物肝脏、猪瘦肉、家禽肉、鱼肉、蛋类、花生、牛油果、核桃、全麦食物等。

维生素C

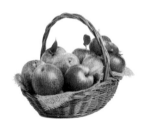

维生素C能增加"好"胆固醇的水平，促进胆固醇代谢，并可抑制胆固醇合成酶的活化，降低胆固醇合成速率。它还是细胞间质的主要构成物质，能促进胶原蛋白生成，加速伤口愈合，提高抗压力和免疫力。建议每日摄入100毫克维生素C。其最佳膳食来源是新鲜果蔬——记住，是"新鲜的"果蔬。

钾

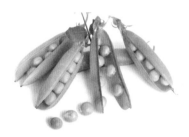

适量摄入钾利于调节心律、降低血压、减少脂质附着、预防血管受损和硬化。另外，它还在体内负责控制骨骼和肌肉活动，预防心肌异常、心律不齐的重要任务。建议大家每日摄入2000毫克的钾，瘦牛肉、鱼肉、贝类、花生、木耳、黄豆、双孢菇、西红柿、豌豆、茶叶等都是膳食中钾的优质来源。

规则17 鱼类脂肪能够减少血液中的中性脂肪

中性脂肪偏高就是三酰甘油偏高，中性脂肪的积累是产生高血压和心脏病的主要原因。

什么是中性脂肪

中性脂肪即三酰甘油，约占人体脂类的95%。中性脂肪大部分分布在皮下、肌纤维间、大网膜、肠系膜以及肾周围等脂肪组织中，常以大块脂肪组织形式存在，是为储存脂肪，通常也称脂库。

中性脂肪的作用与坏处

中性脂肪是由高热量食物产生出来的，不过被认为令人讨厌的中性脂肪却是我们的体力之源。因此作为一种营养物质，它是人体不可或缺的。不过一旦没有被作为能量使用或是摄取过量，它就会在皮下、肝脏以及血管的管壁上存积下来。中性脂肪的积累是产生高血压和心脏病的主要原因。

为什么鱼类能降低中性脂肪

各种鱼及其他海鲜中含有丰富的动物性蛋白质与不饱和脂肪酸，易于被人体吸收。有些海鲜还含有多种人体易缺乏的维生素和矿物质，如维生素A、维生素B_{12}、维生素D等，能为人体提供更为均衡的营养。其中ω-3脂肪酸中的EPA（二十碳五烯酸的英文缩写）能够减少胆固醇和中性脂肪。人体内的中性脂肪一旦过多，EPA就会向身体发出指令生成能够分解中性脂肪的酶，防止体内中性脂肪值过高。

长知识

鱼类脂肪中含有EPA，所以经常食用青鱼的人，体内的胆固醇值和中性脂肪值较低。俄勒冈州大学的研究人员通过让受测者连续10天食用鲑鱼证实了这一点。实验结果表明食用鲑鱼后，健康人的胆固醇值最多下降了17%，高血脂患者的胆固醇值最多下降了20%，健康人的中性脂肪值最多下降了40%，高血脂患者的中性脂肪值最多下降了67%。

不同鱼种含脂肪量差异很大

鱼肉大部分属于优质蛋白，其含量占15%~20%，利用率高达85%~90%，氨基酸组成较平衡。鱼肉含水分多，肉质细嫩，比猪羊牛肉等肉类更易被人体消化吸收。鱼类脂肪含量为1%~10%，大多数分布于皮下和脏器周围。

不同鱼种含脂肪量差异很大

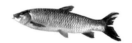

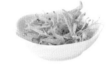

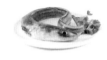

草鱼
脂肪含量为**1.4%**

银鱼
含脂肪为**5.6%**

河鳗
脂肪含量高达**10.8%**

鱼类脂肪多呈液态，熔点较低，其中多为不饱和脂肪酸，故优于含饱和脂肪酸较高的畜类、禽类、奶类及蛋类等动物性食品。

多吃鱼类，可防治高血压

高饱和脂肪酸的食物都含有过多的热量，食用过多的高热量食物很容易造成血压升高。降低食物中的脂肪的总含量，减少饱和脂肪酸的摄入同时增加不饱和脂肪酸的摄入，可以使高血压患者和正常人血压平均下降约8毫米汞柱，所以预防高血压摄取肉类时应该以鱼类为主，减少对动物脂肪的摄取。

健康小贴士： 对不怎么吃鱼的人来说，最好的ω-3脂肪酸源就是亚麻仁油，其是含ω-3脂肪酸最多的油。

规则18 多吃五色食物预防高血压

中医认为，不同颜色的食物会进入人体的不同内脏。如果你的饮食中含有各种颜色的食物，就能保持身体内在平衡，预防高血压。

绿色食物

指各种绿色的新鲜蔬菜，其中以深绿色的叶菜最具代表性。

1

绿色蔬菜都含有丰富的维生素和纤维素，可降低人体对胆固醇的吸收。尤其是芹菜，具有降压安神的作用。

2

绿色蔬菜一般都含有丰富的膳食纤维。膳食纤维具有调整糖类和脂类代谢的作用，能结合胆酸，避免其合成为胆固醇沉淀在血管壁上升高血压。同时膳食纤维还能促进钠的排出，降低血压。

3

绿色蔬菜中还含有维生素C，能够促进人体合成氮氧化物，而氮氧化物具有扩张血管的作用，从而有助于降低血压。

4

绿色蔬菜中的钾可抑制肾小管对钠的吸收，促进钠从尿液中排出，而且钾还可以对抗钠升高血压的不利影响，对血管的损伤有防护作用，对预防高血压有显著效果。

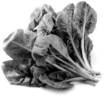

红色食物

指偏红色、橙红色的蔬菜及各种畜类的肉及肝脏，包括红西红柿、西瓜、猪瘦肉、牛肉等食物。高血压患者每日可以喝少量红葡萄酒，但不能过量，以50~100毫升为宜。

1

红色的蔬果富含铁质，能促进骨髓造血。

2

红色蔬菜含有胡萝卜素和番茄红素等脂溶性物质，可用油炒的方式来烹饪，能增加吸收率。

3

红色的肉类富含优质蛋白质和脂肪，研究表明以瘦红肉形式存在的动物蛋白与机体降血压的机制相关。人们认为红肉中的牛磺酸和精氨酸，可能有助于降低血压。

黄色食物

主要指黄色蔬果，包括胡萝卜、红薯、浅色西红柿等都可以算是黄色食物。这几种黄色蔬菜中富含胡萝卜素，有助于减轻动脉硬化。

1

红薯等粗粮含有淀粉和糖类，是热量的主要来源。此外它还可以降低血液中胆固醇的含量，帮助肠道蠕动，排泄多余的胆固醇。

用胡萝卜制作的各式菜肴，都具有降压、强心、降血糖等作用。

2

黄豆不含胡萝卜素但同样有很好的降压效果，多吃豆类制品对身体有益处。

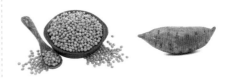

黑色食物

主要包含黑色菌菇类、海藻类。黑色食物含有多种人体必需的氨基酸，有助于提高人体免疫力和延缓衰老。

1

黑色食物中含有大量的维生素，对降低血黏度、血胆固醇有良好效果。如香菇、黑豆等都是黑色食物。香菇每日食用不能超过50克，其具有降低胆固醇的作用，最好是同鸡肉、猪肉等肉类炖在一起吃。

2

黑色食物中含多种维生素，对骨骼及生殖功能都有帮助；还含有丰富的矿物质成分，如锌、锰、钾、钙、铁、碘等，能平衡体内电解质，使生理功能正常。

白色食物

主要指白色粗粮、牛奶类，包括燕麦粉、燕麦片、牛奶等。燕麦粉、燕麦片能有效降低三酰甘油及胆固醇。牛奶中含有大量的蛋白质、钙、铁等多种人体需要的物质，能减少胆固醇的吸收，有助于防止冠状动脉粥样硬化性心脏病进一步发展，可以适量多喝一些。

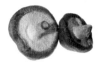

1

白色食物中富含镁，能稳定血管平滑肌细胞膜的钙通道，激活钙泵，泵入钾离子，限制钠内流，还能减少应激诱导的去甲肾上腺素的释放，从而起到降低血压的作用。

2

白色食物中含的脂肪酸可以提升体内一氧化氮的水平，能更好地舒张血管平滑肌，使血液流通顺畅，从而降低血压。

规则19 适当增加坚果类零食摄入可预防高血压

别以为零食是防治高血压的大忌，一些坚果类、粗纤维、低糖少油的零食是可以进食的。这些零食能增加饱腹感，防肥胖的同时还可防治高血压。

哪些零食不该吃

零食的种类花样繁多，大致可分为凉果蜜饯、膨化食品、干果、饮料、豆制品、海鲜制品和巧克力等。

其中蜜饯类、膨化类、饮料和巧克力都含有较高的热量和脂肪，并且含有大量的添加剂，所以为了预防高血压应该禁食。

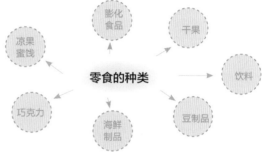

零食的种类：凉果蜜饯、膨化食品、干果、饮料、豆制品、海鲜制品、巧克力

哪些零食可以吃

杏仁、花生、瓜子、核桃等坚果类小零食富含维生素E，具有抗氧化、抗衰老的作用，更重要的是食用少量就会让人产生饱腹感，这些食品是预防高血压的首选。

但是坚果类食物中也含有较多的油脂，容易使胆固醇升高，所以预防高血压应该适当地吃，不能贪多。

核桃

➡ 核桃仁里的钾含量非常可观，还含有锌、铁、铬等，对降低血压、保护心脑血管很有效。核桃仁中还富含不饱和的亚油酸甘油酯，可降低胆固醇。

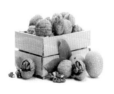

瓜子

➡ 葵花籽含有不饱和脂肪酸，食用后能降低胆固醇。

银杏

➡ 银杏可以降低人体血液中胆固醇水平，对改善由高血压引起的眩晕症有较好的效果。但生银杏具有一定毒性，必须煮熟才能吃。

规则20 多吃五色水果预防高血压

水果是一种营养物质丰富的食物，可以预防心血管疾病，特别是高血压。那么，吃什么可以防治高血压呢？

绿色水果

番石榴

番石榴果肉柔滑，甘甜多汁，味道鲜美，含有大量的钾、铁和丰富的维生素C等，营养非常丰富。果实具有改善糖尿病、降低血糖的药效，对高血压、糖尿病、肥胖症有一定预防效果。

猕猴桃

猕猴桃的果实柔软多汁，营养非常丰富，含有钙、磷，以及人体所需的氨基酸和维生素C。现代医学证明，猕猴桃能防止致癌物亚硝胺的生成，还能降低血清中胆固醇和三酰甘油的水平。常吃猕猴桃能降低血压、血脂，对冠状动脉粥样硬化性心脏病和癌症也有很好的防治效果。

西瓜

西瓜具有预防高血压的功效。西瓜几乎不含脂肪，而西瓜汁中却包含很多人体所需的营养成分，如：各类氨基酸、胡萝卜素、维生素以及多种矿物质。每100克西瓜还有约90毫克钾，含钠量却只有3毫克。西瓜果肉中的瓜氨酸、精氨酸等成分能促进肝脏中尿素的形成，以达到利尿、降压的功效。因此，血压稍有升高的人适时吃一些西瓜，对改善高血压有很大的帮助。

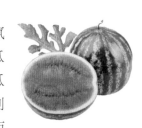

红色水果

蔓越莓　蔓越莓是一种天然抗菌保健水果，它含有一种特殊的化合物——浓缩鞣酸，这种物质具有防止泌尿道感染，抑制幽门螺旋杆菌繁殖的功效。经常食用能降低患胃溃疡和胃癌的概率，对预防高血压和改善便秘具有很显著的效果。

草莓　草莓味道甘酸，果实鲜红，柔嫩多汁，清凉可口，具有润肺生津、降低血压等功效。草莓提供的营养成分很容易被人体吸收。草莓中的纤维素及果胶对改善便秘、痔疮、高血压等疗效显著。食用草莓还能补充维生素C，对预防动脉硬化、心血管疾病和脑出血等都有很好的效果。

山楂　山楂是高钾低钠食物，每100克山楂含有约300毫克钾，含钠量却仅为5毫克，对高血压有很好的防治作用。山楂中柠檬酸、苹果酸等成分能防止维生素被破坏，还能保护血管细胞，降压效果明显。此外，山楂对心血管系统疾病有保健作用，常用山楂制成各种制剂来治疗高血压等。

蓝紫色水果

蓝莓　蓝莓果实色泽美丽，吃起来甜酸适口，含有各种维生素、食物纤维及各种矿物质，不仅能为人体提供丰富的营养，而且还具有防止脑神经老化、血管硬化、增强人体免疫力的功效。

葡萄 葡萄含有各种矿物质成分、维生素，以及人体所需的氨基酸。科学家研究发现，葡萄能阻止血栓的形成，还能有效降低血清胆固醇数值以及血小板的凝聚力，对预防心脑血管疾病有一定作用。

橙色水果

苹果 科学已经证实，钠盐的堆积与高血压的发病有关。人体内的钠盐堆积过多，是导致脑卒中、高血压的病因之一，而苹果中含有的钾能置换出血液中的钠，有助于降低血压。苹果中的苹果酸能分解体内堆积的脂肪，降低胆固醇，对预防动脉硬化很有帮助。

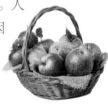

柳橙 柳橙和橘子虽然外形相似，实则不同，但两者都有丰富的营养。柳橙所含的营养物质很丰富，果肉中含有维生素C、苹果酸、果胶，具有开胃、助消化、防止便秘、降低胆固醇含量的功效，对于预防维生素C缺乏症、高血压、脑卒中等疾病也很有效。

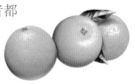

橘子 橘子含有维生素C、苹果酸、柠檬酸和纤维素，能降低胆固醇的含量，对预防冠状动脉粥样硬化性心脏病和动脉硬化很有帮助。

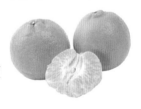

芒果 芒果果实含有糖、蛋白质、粗纤维，芒果所含有的维生素A的前体胡萝卜素成分特别高，是所有水果中少见的。

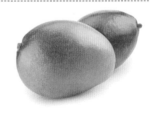

黄色水果

香蕉含有丰富的营养成分，其中脂肪的含量非常低。香蕉中含有丰富的钾离子，能抑制因钠盐累积过多所致的血管损伤和血压升高，同时还能调节钾、钠离子的比例，对心肌细胞有保护作用。香蕉对高血压并发症、冠状动脉粥样硬化性心脏病很有帮助，所以常吃香蕉可以降压，尤其是患有便秘的高血压患者，食用香蕉，效果更佳。

香蕉

木瓜鲜美兼具食疗作用，木瓜所含的蛋白分解酵素，可以补偿胰和肠道的分泌，补充胃液的不足，有助于分解蛋白质和淀粉。木瓜含有胡萝卜素和丰富的维生素C，它们有很强的抗氧化能力，能消除有毒物质，增强人体免疫力，帮助增强抗压能力。木瓜果实中的有效成分能提高吞噬细胞的功能。

木瓜

榴莲果中维生素的生理功能及其对某些疾病的疗效作用是不可忽视的。榴莲果中还含有人体必需的矿质元素，其中，钾和钙的含量特别高。另外，榴莲中含有非常丰富的膳食纤维，可以促进肠道蠕动，治疗便秘。但需要注意的是，吃榴莲治便秘可要多喝开水，不然，丰富的纤维会吸走肠道里的水分。

榴莲

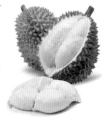

黄桃的营养十分丰富，含有丰富的抗氧化剂（α-胡萝卜素、β-胡萝卜素、番茄黄素、番茄红素及维生素C等）、膳食纤维、铁、钙及多种矿物质（硒、锌等含量明显高于其他水果，是果中之王）。因此黄桃可以降低血糖、血压，提高人体的免疫力。

黄桃

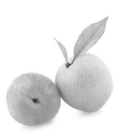

规则21 吃含钙的食物能够降低血压

科研发现，缺钙也会引起高血压。钙结合在细胞膜上可降低细胞膜通透性，提高兴奋阈，使血管平滑肌松弛。补钙对预防高血压也有一定作用。

缺钙与高血压

引起高血压的原因很多，但近年来科研人员发现，人体缺钙也会引起高血压。据美国医学杂志报道，对一般人群调查结果是，每日食钙量小于300毫克者，高血压的发病率是每日食钙量大于1200毫克的2～3倍。我国流行病学也证实，人群平均每日钙摄入量与血压水平呈显著负相关，也就是说，日钙摄入量多者血压低，少者则反之。因此，研究人员指出，钙吸收减少是高血压的发病原因之一。

因此，及早注意饮食中钙的供应和吸收，对高血压防治是有益的。含钙较多的食物有大豆及豆制品，奶及奶制品，鱼、虾、蟹、蛋、木耳、紫菜、雪里蕻等，这些在日常生活中应注意适量摄入。

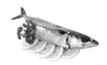 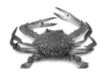 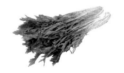

补钙改善血管弹性

有研究表明，钙可以调节人体神经肌肉的兴奋性，适当补钙可以增加心肌的收缩率，有助于改善血管的弹性。根据相关调查资料显示，高血压的发生与饮食中缺钙有密切联系。更有研究表明，高血压患者补充钙可降低血压。

补钙抵抗高钠

钙可对抗高钠所致的尿钾排泄增加，而钾离子对稳定细胞膜起重要作用。足够的钙摄入，可抵抗高钠的有害作用。有学者认为，40%的血压升高与甲状旁腺有关。甲状旁腺可产生一种耐高热的多肽物质，是引起高血压的罪魁祸首，而高钙饮食可抑制其产生。

常见食材的钙含量

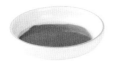

芝麻酱（100克）
含钙量为**1057毫克**

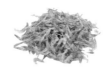

虾皮（100克）
含钙量为**991毫克**

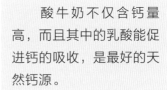

酸牛奶不仅含钙量高，而且其中的乳酸能促进钙的吸收，是最好的天然钙源。

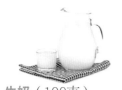

牛奶（100克）
含钙量为**676毫克**

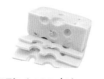

奶酪（100克）
含钙量为**659毫克**

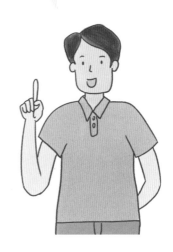

芥菜（100克）
含钙量为**294毫克**

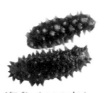

海参（100克）
含钙量为**285毫克**

紫菜（100克）
含钙量为**264毫克**

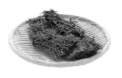

海带（100克）
含钙量为**241毫克**

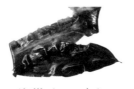

健康提示

常见补钙有两个误区：一是补钙不补镁；二是磷多丢失钙。老年人每日摄取钙应在1000毫克以上，而日常饮食摄入钙量只有300～500毫克。服用一些高钙营养品固然重要，而通过日常膳食补钙则更为经济实用！

黑木耳（100克）
含钙量为**247毫克**

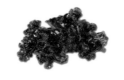

黑豆（100克）
含钙量为**224毫克**

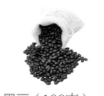

规则22 吃含钾的食物能提升降压效果

钾是一种天然的降压药。钾可以防止高盐摄入引起的血压升高，尤其对预防高血压更有显著的效果，这是因为增加钾的含量会有利于对钠的排出。

含钾的食物

含钾的食物非常多，代表性食物是深绿色蔬菜以及海藻类。平常生活中可以有针对性地摄取含钾高的食物来预防高血压。在主食的选择上也可以搭配一些五谷杂粮，这些五谷杂粮相对精白米热量相近，但钾含量却高出不少。此外土豆、红薯、芋头这些薯类的含钾量也非常高，每天可用薯类替代部分主食。

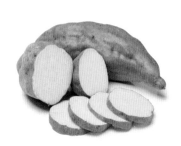

含钾较高的食物

玉米、韭菜、黄豆芽、莴苣、鲤鱼、鲢鱼、黄鳝、瘦猪肉、羊肉、牛肉、猪腰、红枣、香蕉等，每100克这些食品中含钾量在270～500毫克之间。

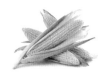 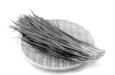 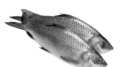 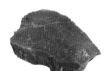

玉米　　　　　　韭菜　　　　　　鲢鱼　　　　　　牛肉

用低钠盐代替普通盐

预防高血压也可以用低钠盐代替普通盐，低钠盐中含大约25%的氯化钾，而氯化钾中含钾53%。这样的话，如果你每天控制摄入6克盐的量，那么低钠盐就可以提供795毫克的钾。那么6克盐是多少呢？大概是一啤酒盖的量。

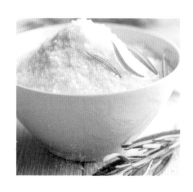

规则23 吃含镁的食物可自然降压

镁也是人体所需的矿物质之一，对心脏和血管都有保护作用。缺镁可导致心律不齐和心肌梗死等心血管疾病，还会引发高血压。

镁是"心血管卫士"

作为人体必需的矿物质之一的镁，对心脏血管具有重要的保护作用，有"心血管卫士"之称。人体如果缺镁，可导致心动过速、心律不齐及心肌梗死和钙化。因此，有人说缺镁比高血压、高血脂对心脏更有危险性。

镁是一种常常被大众忽视的降压物质。英国通过实验证明，补镁有明显的降压作用。研究发现，高血压患者每天吃480毫克镁，血压会平均下降4毫米汞柱。含镁最丰富的食物是紫菜，每100克紫菜中含镁460毫克，此外五谷类和豆类也含有较丰富的镁。

规则24 多摄入大豆蛋白，守护血管健康

大豆蛋白中丰富的卵磷脂可以清除血液中的固醇类，从而起到保护血管的作用。

大豆蛋白好处多

大豆蛋白能降低血液中胆固醇、三酰甘油及低密度脂蛋白；而又不影响高密度脂蛋白。大豆中饱和脂肪酸甚少，不含胆固醇。100克黄豆约含蛋白40克，是鸡蛋的3倍，牛奶的2倍。此外，大豆中所含的异黄酮素和纤维素，也有降胆固醇的作用。

多喝豆浆，摄入大豆蛋白

豆浆是我们中国人都熟知的食物，它的营养价值与牛奶齐名，但却比牛奶容易消化吸收。牛奶进入胃后易结成大而硬的块状物，而豆浆进入胃后则结成小的薄片，而且松软不坚硬，可使其更易消化、吸收。豆浆中所含的丰富的营养物质正是来自于大豆蛋白。每天摄入20～50克大豆蛋白，能降低4%～8%的胆固醇和三酰甘油浓度。

规则25 吃含牛磺酸的食物，能够降低血压

牛磺酸在循环系统中可抑制血小板凝集、降低血脂，保持人体正常血压和防止动脉硬化。对心肌细胞还有保护作用，可抗心律失常。

牛磺酸是什么

牛磺酸是一种常见的营养成分，又称氨基乙磺酸，是一种含硫的非蛋白氨基酸，在人体内是以游离态存在的。人体肌肉中的牛磺酸含量较高，食物中含量最丰富的是海鱼和贝类。

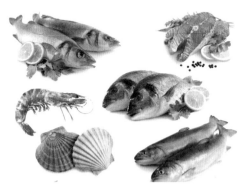

◎牛磺酸的作用

①可以促进胆汁酸的分泌，而胆汁酸必须与胆固醇结合才可以形成，所以一定程度上使胆固醇的消耗增加，进而减少血液中的胆固醇含量。

②牛磺酸还能抑制交感神经，所以也会有降低高血压的作用。除此之外，牛磺酸还能增强肝脏功能。

◎常见的富含牛磺酸的食物有墨鱼和章鱼

机体可以从膳食中摄取或自身合成牛磺酸，动物性食品是膳食牛磺酸的主要来源，尤其是海生动物。我们可以多吃墨鱼和章鱼这种常见的海产品。虽然墨鱼和章鱼含有胆固醇，但是墨鱼和章鱼所含的丰富的牛磺酸可以减少血脂、防止心血管病、保持正常血压和防止动脉硬化，对"三高"的防治有显著疗效。

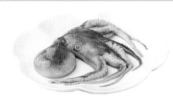

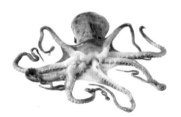

规则26 吃含B族维生素、维生素C的食物降血压

B族维生素能维护心脏和血管健康，降低胆固醇；维生素C能增强血管弹性，防止动脉粥样硬化。因此，多吃含这些维生素的食物有降压作用。

维生素C

维生素C是软化血管、增强血管弹性的营养素。而在绿色蔬菜中，维生素C含量非常丰富，所以，绿色蔬菜是增强血管壁弹性的非常重要的食物。

B族维生素

B族维生素可以降低血液中的胆固醇，防治血管硬化，对防治高血压有一定功效。

健康提示

西红柿的"抗压力"

医学研究表明，西红柿对疏通清理血管、预防血管硬化有特殊功效。西红柿不仅各种维生素含量比苹果、梨高近24倍，它可提高机体氧化能力，消除自由基等体内垃圾，保护血管弹性，有预防血栓形成的作用。

食谱推荐

西红柿炒蛋

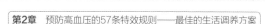

✓ 原料：西红柿、鸡蛋、大蒜、小葱。

✓ 做法：1 大蒜洗净切片，小葱洗净切末。

2 洗净的西红柿去蒂，切成滚刀块；鸡蛋打入碗内，打散。

3 先将鸡蛋液炒熟盛出，热锅，爆香蒜末，再倒入西红柿块，炒出汁，倒入鸡蛋块，炒匀。

4 关火后，将炒好的食材盛入盘中，撒上葱花即可。

规则27 食用含膳食纤维的食物可清理血管

膳食纤维中的木质素可结合胆酸，使其直接从粪便中排出，从而消耗体内的胆固醇来补充胆汁中被消耗的胆固醇，由此降低胆固醇，预防高血压。

膳食纤维在高血压等慢性疾病的防治中有重要作用

膳食纤维是一种多糖，既不能被胃肠道消化吸收，也不能产生能量，但是可以降低血液中的胆固醇、血糖和三酰甘油浓度，在清理血管方面有很显著的功效。

▶ 保持消化系统健康　　　　▶ 增强免疫系统

▶ 降低胆固醇和高血压　　　▶ 降低胰岛素和三酰甘油

▶ 通便、利尿、清肠健胃　　▶ 预防心血管疾病 、癌症以及其他疾病

▶ 平衡体内的激素及降低与激素相关的癌症

含膳食纤维较多的食物

燕麦 ➤ 具有降胆固醇和降血脂作用。由于燕麦中含有丰富的可溶性食物纤维，这种纤维容易被人体吸收，既有利于减肥，又适合高血压患者。

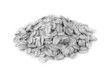

小白菜 ➤ 小白菜中含有大量粗纤维，可防止血浆胆固醇形成，减少动脉粥样硬化的形成，保持血管弹性。

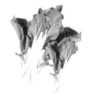

红薯 ➤ 含有丰富的膳食纤维和胶质类等促进排便的物质，可谓"肠道清道夫"。

规则28 多食糙米能够改善血压

研究发现，糙米在预防高血压和动脉硬化方面的功效可能超过精米，说明稻米的亚表层能够预防高血压。

糙米是什么米

糙米是稻米经过加工后所产的一种米。去壳后仍保留些许外层组织，如皮层、糊粉层和胚芽。上述的外层组织内含丰富的营养，比起白米更富有许多维生素、矿物质成分与膳食纤维，所以糙米向来被视为是一种健康食品。

糙米的作用

糙米含有丰富的膳食纤维，所以可以增加饱腹感，还可以降低便秘与大肠癌的发生率，并且有利于控制体重。这种纤维含量超过精米的大米也拥有对抗高胆固醇的功效。测试结果显示，糙米中的一种化合物能够保护心脏免遭具有破坏性的蛋白质的侵袭。但在加工成精米过程中，这种化合物被剔除了。

> 糙米还含有丰富的B族维生素，所以也会促进身体的新陈代谢，防止血管老化；此外糙米饭可以延缓餐后的血糖上升，预防高血压。

食谱推荐

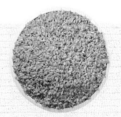

砂锅糙米饭

✓ 原料：糙米、大米各适量。

✓ 做法：
1. 砂锅中注入适量清水烧热，倒入洗净的糙米、大米，搅散。
2. 盖上盖，烧开后转小火煮约50分钟，至米粒熟透。
3. 关火后揭盖，盛出煮熟的糙米饭，稍微冷却后食用即可。

规则29 减少食用加工食品

现代人生活节奏较快，没时间吃饭，经常用一些便携的加工食品代替，虽然这些食品美味可口也很耐储存，但是它们对预防高血压是非常不利的。

加工食品种类繁多

为了食用方便和长时间保质保鲜，食品通常需要加工处理，但食品在这个过程中往往会改变原有的自然状态。盒装、袋装和罐装食品通常都经过了加工处理。

加工食品的坏处

◎加工食品与新鲜食物无法相提并论

新鲜水果和蔬菜包含具有抗癌作用的植物化学物质，这些天然植物化合物协同工作能够防止体内自由基氧化损害人体。加工食品则不同，含有反式脂肪和饱和脂肪等"坏"脂肪，以及大量钠和糖。

◎保存不当易中毒

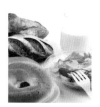

加工食品如果保存不当，包装损坏很容易导致食物的变质，若误食这些变质的加工食品很容易发生食物中毒。

◎含有大量化学成分

加工食品中一般都会添加大量的化学成分。像颜色鲜艳的一般会添加染色剂；为了保持酥脆和松软，饼干会加入调质剂；面包一般会为了保持柔软而加入柔软剂；加工食品往往还含有各种防腐剂和甜味剂等。这些化学成分不仅对预防高血压不利，对正常人的健康也有很大危害。

◎高盐高钠，对防治高血压非常不利

有的加工食品所用食材可能不太新鲜，所以生产者为了掩盖气味同时也为了迎合消费者的口味，增加食物的色香味，往往会添加过量的盐、糖、味精、保鲜剂、防腐剂与氧化油脂等。过量的盐是高血压病的"元凶"之一，已证明高钠会增加患高血压和癌症的机会。

规则30 少饮酒，能够降低血压

饮酒使血压升高的确切机制尚不清楚，可能与酒精引起交感神经兴奋，心脏排血量增加，及间接引起肾素等其他血管收缩物质的释放增加有关。

坚持戒酒很重要

酒会造成小动脉持续收缩，使血管壁逐步硬化，不利于血液循环，最终对血压造成影响。很多人努力地想要改善高血压，如果不能完全戒酒，只要将一个月的量减半，血压就会下降5~10毫米汞柱，但是，如果酒量反弹，血压也会随之反弹。所以，坚持才是最重要的。

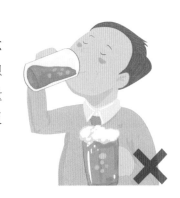

防止过度饮酒一定要牢记两个原则

1 用餐之外不饮酒   **2** 饮酒须定量

此外，减少饮酒机会，创造少饮酒的环境也很重要。平时喜欢买酒放在家里，或者冰箱里一直放有冰镇啤酒等习惯的人，不知不觉就会过量饮酒。改变这样的环境吧！如果下班后应酬比较多，则要培养婉言拒绝的技巧。

防止饮酒过量的小窍门

1 在喝酒前半小时饮用适量的牛奶或酸奶，牛奶或酸奶会在胃壁形成保护膜，减少酒精进入血液进而到达肝脏的量。

2 聚餐喝酒前先吃上几个橘子，可预防酒精中毒。

3 维生素C、B族维生素各足量于酒前半小时内服用，二者具有分解酒精的作用。（饮酒前一次口服维生素C片6~10片，可预防酒精中毒。复合维生素B也比较有效，事前可服用10片。）

规则31 常饮茶，能够降低血压

茶叶中含有多种营养物质，常饮茶可以起到增强心肌收缩力、增强血管韧性、增加血管弹性等作用。

茶的降压成分

◎茶多酚

茶中的茶多酚具有增强血管弹性的作用，还可以促进维生素C的吸收，能降低血液中胆固醇、三酰甘油及低密度脂蛋白浓度，还能降低胆固醇与磷脂的比例，从而达到预防及治疗动脉硬化的目的。

◎曲克芦丁

茶中含有的曲克芦丁可以扩张血管，引起血压下降，还可以抑制血小板的凝集，有防止血栓形成的作用。

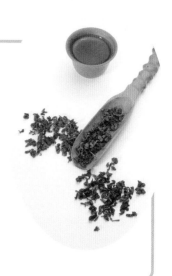

推荐茶饮

菊花茶

喝菊花茶有助于降血压

所用的菊花应为甘菊，其味不苦，每次用3克左右泡茶饮用，每日3次；也可用菊花加金银花、甘草同煎代茶饮用，有平肝明目等特效，对高血压、动脉硬化患者有显著疗效。

有人喜欢喝绿茶，要注意的是茶叶中含有咖啡碱等活性物质，能使心率增快，心脏排血量增加进而引起血压升高，饮过浓的茶水就可能引起这些副作用，对高血压病人不利。

规则32 坚持有氧运动

运动有很多好处，可以促进血液循环、改善心肺功能、防止关节僵硬、舒缓情绪、改善生活品质。对于降低血压来说，也是很有效的一项措施。

运动降压原理

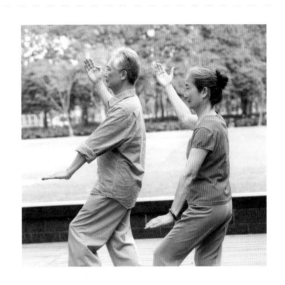

运动为什么能使升高的血压下降呢？因为运动能缓解长期过度紧张的情绪和神经。对于面临生活、工作和社会等多重压力的现代职场工作人员来说，内心压力增大在所难免，长此以往，就导致支配心血管系统的中枢神经调节系统出现紊乱，进而导致血压升高。

坚持适当的运动可促使大脑皮层释放特殊的神经递质，使紧张、焦虑的情绪得到一定缓解；还能改善大脑皮质对皮质下血管运动中枢的调节，促使血压下降。

运动能舒张血管、改善血液循环。全身肌肉运动除了使肌肉血管纤维逐渐增大增粗，冠状动脉的侧支血管增多，管腔增大，管壁弹性改善而使血压下降外，在运动过程中产生的化学物质还能扩张血管并保持其弹性，使血压下降。

因此一般血压正常的人中，经常运动的、瘦的和体能较好的人血压较低。在正常人经过运动训练前后做的血压比较中，有70%的研究显示，经运动训练后会降低血压，血压在训练前后之差异在4～21毫米汞柱之间。

有氧运动对高血压患者的意义

有氧运动是指人体在氧气充分供应的情况下进行的体育锻炼。有氧运动如慢跑、游泳、散步、太极拳、瑜伽等，都是比较适合降压的运动。散步适合各期高血压患者；慢跑和长跑的运动量比较大，适用于轻症患者；而太极拳对防治高血压有显著作用，适用于各期高血压患者。

高血压患者长期坚持慢跑，可使血压平稳下降、脉搏平稳、症状减轻。跑步时间可由短逐渐变长，速度要慢，不要快跑。患有冠状动脉粥样硬化性心脏病者则不宜长跑，以免发生意外。

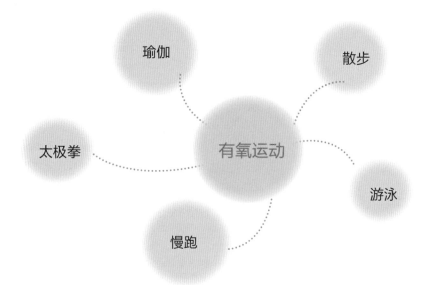

如何把握好运动强度

除了运动方式的选择，还要注意运动强度，要循序渐进。专家认为，运动本身会引起血压升高，心率加快，高血压、冠状动脉粥样硬化性心脏病人会血压更高，心率更快，严重者可引发脑出血、冠状动脉粥样硬化性心脏病发作。

一般来讲，运动后自我感觉没有特别不适，运动后心率在100次上下，接近100次最好。过快表明强度过大，过慢则起不到锻炼的效果。不主张高血压患者进行大强度的运动，如仰卧起坐、举重、快跑等这类机体负荷太重的运动。这是因为剧烈运动时大量出汗可导致血液黏滞度增高，引起脑卒中及心绞痛发作，危及健康甚至生命。

规则33 坚持每天运动30分钟，能够降低血压

活动量减少是心血管疾病发生的重要危险因素，活动量少的人与活动量多的人相比，其高血压发生的概率增加30%~50%。

高血压患者应培养自己的体育锻炼习惯

规律的体育锻炼是维持心血管系统管腔顺应性、保持健康体重的基础，并可改善心血管疾病的危险因素（高血压、高血脂和高血糖），降低其他慢性疾病（包括非胰岛素依赖型糖尿病、骨质疏松、肥胖）的发生危险，还可使心血管疾病患者的相关症状减轻。

研究发现，运动可使正常人和高血压患者的血压得到不同程度地下降，该作用独立于体重改变之外。一项总结54个有氧运动的研究，涉及的受试者达2419人，发现有氧运动可使血压下降3.9~4.9毫米汞柱。并且，有氧运动加上减轻体重（7%以上）除使血压下降以外，还可降低糖尿病的发生率，平均每6.9个受试者运动3年可减少1例新发糖尿病的出现。

成年人应保证每天中等运动量30分钟以上

中等量运动

指运动时氧气摄取量为最大摄氧量的40%~59%，或运动时的心跳数为最大心跳数的55%~69%。

最大心跳数 = 220−年龄

成年人应保证每天进行中等量运动30分钟以上，且多多益善。可减少心血管事件30%~40%。

例 60岁的人 **最大心跳数 = 220−60 = 160**

那么运动时每分钟心跳介于88（160×55%）至110（160×69%）之间者，均属于中等量运动；同样的，50岁的人，运动时每分钟心跳介于94~117之间者，其运动量皆属中等。希望减重的人则应把运动时间延长至60分钟以上。

同时，人们应着重注意减少持续坐位的时间，并尽可能多地进行活动。若做不到或没时间每天运动，则每周可抽出4天中的空闲时间运动。坚持保持良好的生活方式以及有规律的锻炼，即可很大程度上预防高血压。

规则34 坚持每周2.5小时的步行

步行对于高血压患者有很好的作用。每周快走2.5小时可以大大降低高血压危险。研究人员发现，即使中等强度的运动也可以降低高血压危险。

适量运动能够降低患高血压的概率

美国南卡罗来纳大学研究人员对6278名20～80岁参试者进行了平均4.7年的跟踪调查，结果发现：

◎无论参试者是否有高血压家族病史
- 高强度运动均可使高血压危险降低42%。
- 中等强度运动能使高血压危险降低26%。

◎与爱运动或父母都没有高血压的参试者相比
- 不爱运动而且父母中有一人得高血压者，其患高血压危险增加70%。相反的情况，危险只有16%。

这项新研究结果还发现：即使是进行适度、适量的锻炼（每周快步走150分钟）也会带来巨大的健康收益，这一点对有高血压家族病史的高危人群更为重要。

美国心脏协会提出的护心建议

美国心脏协会提出了"每周锻炼5天，每天至少30分钟快走等中等强度运动"的护心建议。

1 快走的强度

如果快走时不能说话，则比"刚刚感到吃力"的强度强。即使挥汗如雨但只要边说话边快走就没有问题。另外，散步这样的低强度运动，不能使心率升高到足以促进心血管健康的程度，所以要注意"快步走"与"散步"的区别。

2 测量"目标心率"判断强度

在中等强度的运动中，目标心率是你最大心率的50%～75%。用220减去你的年龄得到你的最大心率，这个数值除以2得到50%的目标心率，最大心率乘以0.75得到75%的目标心率。

规则35 刺激脚心，能有助于降低血压

日常生活中，我们常看到很多长寿老人都有搓脚心养生的习惯。其实从养生的角度上说，搓脚心对身体健康具有很大的帮助。

中医认为人体的脚底对应着身体的很多器官，因此日常进行搓脚心养生更有益于身体健康。同时脚心也是很多穴位的反射区，通过搓这些穴位，就可促进血液循环，有利于降血压，可以预防高血压病。

搓脚心的好处

1 辅助治疗高血压。人体脚心有很多内脏反射区，经常搓脚心，不仅可以促进血液循环，还有利于降低血压，可以作为高血压患者药物治疗外的辅助手段。

2 缓解疲劳，舒缓情绪。经常搓脚心能够刺激人体的中枢神经，特别是对那些因疲劳过度而难以入睡的人有很大的催眠作用。

搓脚心注意事项

▶ 饭后1个小时内不得马上搓脚心。

▶ 切忌用力过大，应连续地按摩刺激；要注意不要损伤到皮肤，如果在搓的时候出现疼痛或者皮肤出血的症状，则应立即停止。

▶ 在一个部位不能连续搓5分钟。

▶ 搓脚心之后，最好在半个小时之内喝点温开水。

▶ 搓脚心之后不能马上用冷水刺激脚心处。

在搓脚心的时候，除了要注意这些细节问题之外，还要注意搓脚心的手法，下面推荐几个搓脚心的方法。

搓脚心的方法

 干搓

所谓干搓，其实指的就是不用任何道具进行搓脚心。方法是先用一只手握住脚脖子（脚背前部），然后另外一只手沿脚心搓，反复搓到脚心发热，然后再换另一只脚。这里提醒一下：搓的力度不能过大，以微微发热为宜。

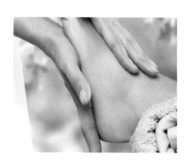

 酒搓

日常在搓脚心的时候，可以蘸点白酒，这样搓脚心更省力，同时还更具保健功效。

 湿搓

先用温水泡脚，等到脚发红之后，再用一只手握住脚的背前部，然后用另一只手搓。双脚各反复搓几次就可以了。

 用手心搓

中医认为搓脚心的最高境界就是用手心去搓，这里包含着很深的中医知识，当然这也是中医常见的一种按摩保健方法。

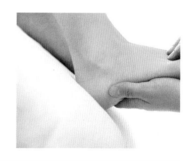

搓脚心对身体健康具有很大的帮助，因此平时可以经常搓脚心养生，尤其是临睡前，如果有时间的话，在搓脚心的同时喝上一杯热牛奶，不仅有助于身体健康，还能助你做一个美梦哦。

规则36 多活动脚踝，能够促进血液循环

长时间保持一个姿势会影响血液循环，多活动手和脚能够改善全身的血液循环，让心脏输出的血液能够顺利地返回，血压升高就得到了抑制。

脚踝的重要作用

脚踝支撑着人们的身体重量，是脚部血液流动的重要关口。如果脚踝柔软有弹性，那么静脉回心血就能顺利通过脚踝。如果脚踝老化僵硬，静脉回心血就无法顺利通过，加重心脏负担，久而久之就形成高血压。

众所周知，中老年人群是高血压高发人群，若每天坚持做脚踝操，可以预防高血压的发生。下面一起来学习怎么做脚踝操吧！

脚踝操的做法

1 伸踝运动

取跪姿，脚背朝下，上身缓缓向后仰，以拉伸脚踝前端肌肉和踝骨周围组织（此时脚踝部有酸痛感），其姿势应保持约1分钟。

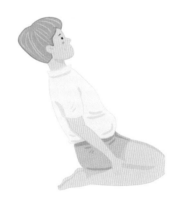

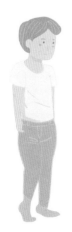

2 踮脚运动

身体站直，双臂下垂，先将右脚尖踮起，身体随势向上顶，就这样踮起、放下来回运动。右脚与左脚互相交替进行，每脚运动10次。其主要作用是强化脚踝力量。

3 脚掌运动

坐在椅子或床沿上，一只脚着地，另一只脚慢慢抬起伸直，并伴随着自己的呼吸活动脚踝和脚掌。即呼气时脚尖尽量向下压，吸气时脚尖尽量往上勾。要求呼吸平稳，动作不宜太急，做到运气和运腿并重，使小腿肌肉和脚踝血管得以舒松伸展，两脚各运动10次。

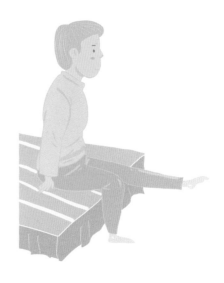

4 旋转运动

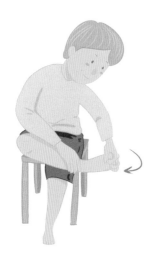

以跷二郎腿姿势坐在四方凳上，将左脚抬起，置于右侧大腿上，以右手握住左脚前掌，以左手握住左脚踝上方，使之不能移动，脚掌慢慢旋转10次。再换右脚，方法同上。

健康小贴士： "脚踝操"虽然很简单，易学习，但是在练习时，需要根据个人情况进行，不能急于求成而用力过大等，要量力而行，循序渐进，谨防出现事故。让我们在安全的情况下达到预防高血压的目的。

规则37 多进行下肢按摩，能够促进小腿的血液循环

人的小腿在全身的血液运输中起着重要作用，久坐不动会影响血液循环，而经常对下肢进行按摩可以防止这一情况发生。

人体血液循环规律

血液通过心脏和动脉被输送到全身，再通过静脉返回心脏。返回时，充当泵的角色的是肌肉，其中最重要的一个泵就是小腿的肌肉，小腿肌肉负责把距离心脏遥远的脚部以及下半身的血液输送到心脏。所以经常坐着或者站着不动时，这个泵不工作，血液就停滞不前了。而对小腿肌肉做按摩可以防止这一情况发生。

下肢按摩的方法

步骤1

用两手一边捏小腿的腿肚子上的肌肉一边从中间向上下按摩，不断变化按捏的肌肉，重复5次。

 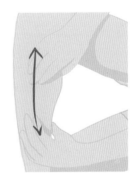

步骤2

像拧抹布一样左右拧小腿腿肚的肌肉，从脚踝到膝盖不断改变拧的地方，重复5次。

 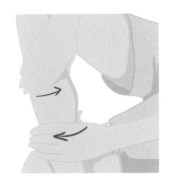

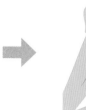

——步骤3——

两手握住小腿，大拇指按住小腿前面的胫骨，从下往上按摩，重复3次。除了拇指，其他手指也要相应加大按摩肌肉的力度。

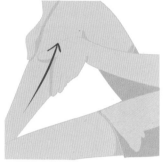

——步骤4——

把拇指放在膝盖上面，两手握住大腿的肌肉边按压边按摩，重复5次。

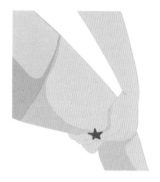

进行足药浴可加强血液循环

足药浴疗法是足浴疗法与药物治疗法的有机结合，药物通过足浴趁热从皮肤、穴位吸收，起到治疗作用，二者相辅相成，是治疗高血压的既实用又有效的方法。

足浴能改善不同程度的自主神经功能紊乱及血管的舒缩功能障碍，还能促进血液循环、降低血液黏滞度，使全身血液循环得到改善，从而起到降低血压的作用。足浴水温以40～45℃为宜，每次30～40分钟，以保证药物效力得到最大限度的发挥。一般以20天为一疗程。

药浴方推荐

桑叶芹菜方

✓ **组方**：桑叶、桑枝各30克，芹菜50克。

✓ **用法**：将上述药物加水4000毫升煎煮取液，先熏足后浸足，每日一次，高血压病发作时每日2次，1剂可用2～3次，10天为1个疗程。

✓ **功效**：清肝降压。本方适用于各类高血压患者。

规则38 慢慢起床，能够保持血压的稳定

有些上班族早上闹钟一响就倏地坐起，殊不知这样不利于平稳血压。早上闹钟一响，可慢慢清醒过来，慢悠悠地起床。

早晨最容易引起高血压病及心脑血管疾病等发作

◎血压的变化机制

正常人一天中血压是变化的，并不是一成不变的，呈明显的昼夜波动性，即夜间（凌晨2点）血压最低，晨起活动后迅速上升，在上午6~10点和下午4~8点各有一高峰，继之缓慢下降。

◎清晨更危险

清晨是高血压病及心脑血管疾病的好发时刻，而最危险的时刻，恰恰是刚刚醒来的一刹那。因为，人在睡眠时，大脑皮质处于抑制状态，各项生理功能维持着"低速运转"状态。此时，人体代谢功能降低，心跳减慢，血压下降，部分血液瘀积于四肢。早晨一醒来，呼吸、心跳、血压、肌张力等，在大脑由抑制转为兴奋的刹那间，要迅速恢复"正常运转"，会导致交感神经与肾上腺兴奋，从而引起心跳加快、血管收缩、血压升高，增加了心脏负担，最容易引起心脑血管疾病等发作。

慢慢起床，有利于血压稳定

为此，早晨醒来的第一件事，不是仓促起床穿衣，而是赖床5~10分钟。采用仰卧姿势，进行心前区和脑部的自我按摩，做深呼吸、打哈欠、伸懒腰、活动四肢等，然后慢慢坐起，稍过片刻，再缓缓地下床并从容不迫地穿衣，使刚从睡梦中醒来的身体状况逐渐适应白天活动的需要。

因此早晨醒来不要急于起床，要先在床上仰卧，活动一下四肢和头颈部，使肢体肌肉和血管平滑肌恢复适当的张力，以免在起床时因体位变化而引起头晕。然后慢慢坐起，稍活动几次上肢，再下床活动，这样血压不会有大的波动。

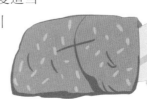
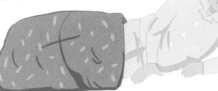

规则39 清晨起床喝一杯水，可预防高血压

早晨空腹饮白开水一杯，既有冲洗胃肠的作用，又可稀释血液，降低血液黏稠度，使血液循环通畅，促进代谢，降低血压。

晨起喝一杯温开水

人体经过一个晚上的睡眠，皮肤及呼吸器官失去了一部分水分，再加上尿液的形成与排放，使机体相对缺水，血液变得黏稠而难以流动，增加了高血压患者血栓形成的可能性，也很容易诱发心脏病及脑供血不足等。而晨起喝一杯温开水，可以稀释血液，加速血液循环，从而可最大限度地防止心脏病等疾病。

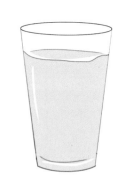

感到口渴之前喝水

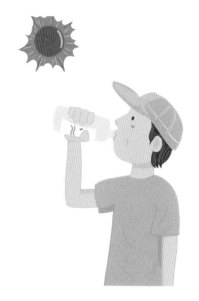

除了早上起来喝一杯水之外，平时我们应该在感到口渴之前喝水，因为体内水分不足时，血液中的水分也会相应减少，密度随之增加，这种血液状态容易损伤血管，但是在轻度缺水时是无法被人体感觉到的，所以人并不会觉得口渴。

因此改善血液黏稠度最重要的一点就是感到口渴之前补充水分，使身体远离脱水状态。而年龄越大，越难以轻易感到口渴，所以高龄人士一定要注意补充水分。

规则40 每天午睡，有助于降低血压

每天中午小睡片刻，不但可以恢复精力，还能提高下午的工作效率。对于退休在家的老人，睡午觉就更是必需的了，既能打发时间，又利于健康。

午睡有诸多好处

保护心脏
在有午休习惯的国家和地区，冠状动脉粥样硬化性心脏病的发病率要比不午睡的国家低得多。这可能得益于午休能舒缓心血管系统，并降低人体紧张度。

降血压
美国阿勒格尼学院研究人员的最新研究发现，如果工作压力大使人血压升高，不妨午睡片刻，这样有助于降低血压。

提高免疫力
德国精神病研究所的睡眠专家发现，中午1点是人在白天一个明显的睡眠高峰。这时睡个短觉，可有效刺激体内淋巴细胞，增强免疫细胞活跃性。

增强记忆力
美国研究人员发现，午睡可以令人的精力和警觉性得到大幅度提高；德国杜塞道夫大学的研究则显示，午睡不但可以消除疲劳，还能增强记忆力。

振奋情绪
午睡能够缓解压力，改善心情，缓解紧张度，效果如同睡了一整夜。

怎样午睡才健康?

1 不宜饭后立即午睡

午饭后立即午睡会使人产生饱胀感，午睡应在饭后半小时。最好的午睡时间是下午1点到3点。早睡早起的人，可以在1点左右午睡；晚睡晚起的人，适合在2点半左右午睡。

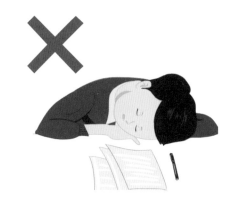

2 不宜坐着或趴着午睡

人在睡眠状态下，心率会变慢，还会出现血管扩张、血压降低、流入大脑的血液相对减少的情况，尤其午饭后会有较多血液进入胃肠，而坐着睡会影响大脑血氧供应，使人醒后产生头重、乏力、腿软等不适感。而趴在桌上睡，会压迫胸部、妨碍呼吸，不利心肺健康，胳膊的压迫还会导致眼压增高，易致眼病。

3 不宜午睡时间太长

研究显示，午睡半小时效果最好，最长不超过1小时。午睡时间过长，人会进入深睡眠状态，突然醒来后，大脑会出现一过性供血不足，会使人感觉比较难受。午睡过长还会影响夜间正常睡眠，反而扰乱了正常生物节律。

> **健康提示**
>
> 1. 对于65岁以上或体重超标20%的人而言，午睡会增加人体血液黏稠度，容易引起血管堵塞，所以午睡时间不宜太长。
> 2. 对于血压很低的人而言，午睡时，血流速度缓慢，本身黏稠度高的血液易在血管壁上形成血栓，诱发脑卒中危险。低血压患者午睡时间不宜长，最好以半小时为宜。
> 3. 血液循环系统有严重障碍的人，特别是因脑血管问题而经常头晕的人群也不宜午睡，最好在餐前或餐后半小时后，喝杯白开水再午睡。这样午睡能减少发生脑血管意外的风险。

规则41 睡眠充足有助于降低血压

睡眠是生命中不可或缺的基本要件。当睡眠受到干扰时，个体将无法有效地运作，并可能出现严重的生理或心理问题。

高质量的睡眠对高血压患者非常重要

高血压患者夜间休息不好，第二天血压一定会升高。在睡眠过程中，人体主要由副交感神经控制，副交感神经兴奋使血压下降，使心、脑得到休息。有轻度高血压的患者，白天有高血压，夜间血压可能正常。这样白天有损伤的血管，到了晚上就得到休息和修复。

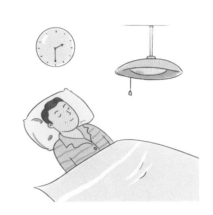

熬夜会引起高血压

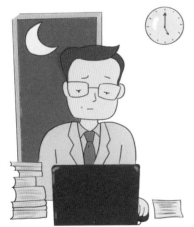

长期睡眠不足是罹患高血压的一个重要致病因素。通常人的血压呈现白天高、夜间低的"杓型"变化规律，这样人在夜间睡眠时身体的各个器官也可以得到很好的休息。

如果晚上睡眠不好，夜间的血压会因为交感神经兴奋而升高，还会因为失眠引发焦虑进而造成血压上升，容易形成"非杓型"血压变化规律，这种情况对心脑肾等靶器官的损害非常大。

因此，人们一定要对睡眠质量引起重视，平时应尽量避免熬夜，尤其是血压控制不稳定的患者以及老年高血压患者，更应避免熬夜引发的心脑血管严重意外状况。

什么是充足的睡眠?

现今,全球约有1/2的人口正饱受睡眠问题的困扰。科学研究显示,世界上大多数的人睡眠都被严重剥夺,因此在白天经常处于昏沉与嗜睡状态,工作效率与警觉性明显降低。所谓充足的睡眠并非单指睡眠时间够长,还包含了优良的睡眠品质。以成人为例,每日优质睡眠应足七小时。如果只睡很短时间,就会提高血压和心率的平均水平,由此可能会增大心血管系统的压力。压力最大的中青年人群,平均每晚睡眠不足6小时的人罹患高血压的概率比睡眠充足的人高一倍多,即便将肥胖与糖尿病等因素考虑在内,睡眠不足与高血压之间仍有着重要联系。

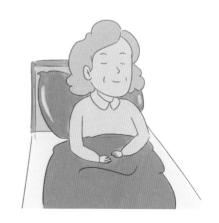

如何保证良好的睡眠

1 不要太计较睡眠的量

人的睡眠时间不能一概而论,要根据不同年龄、体质、习惯、季节和体力消耗等综合因素而定。一般每天要保证7~8小时的睡眠时间,中老年人的睡眠时间可短些,但不宜少于7小时,而且中午的午睡是必要的,既有利于健康,又可防止脑卒中的发生。合理的睡眠量应以能解除疲劳,保持精神愉快,使人能很好地进行一天的工作与学习。如果对睡眠的量过分计较,因少睡半小时而心神不定,"睡个好觉"只能有害无益。

2 注意饮食习惯

晚餐吃得太饱,或空腹睡觉,这两种情况都会影响人的睡眠。临睡前吃点奶制品或喝一杯牛奶有助于睡眠。睡前忌饮含大量酒精的饮料,包括啤酒及其他酒类。它们虽能促使人入睡,但会影响睡眠质量;当酒精的安神功效过去后,你就会立刻醒过来。此外,含咖啡因的饮料及食物,如咖啡、茶、可乐饮料及巧克力,因对人的大脑神经能产生兴奋作用,睡前最好不要饮用。

3 放松自己

睡前应避免从事刺激性的工作和娱乐，也不要从事过分紧张的脑力活动。做些能放松身心的活动，如洗个热水澡、读些消遣性的书刊、看看轻松的电视节目、听听柔和抒情的轻音乐、对人尽快入睡无疑会大有好处。

5 创造一个良好的睡眠环境

环境对睡眠的影响是显而易见的，大环境难以改变，但改变一下小环境还是大有可为的。睡眠区光线要暗，卧室应用厚的窗帘或百叶窗来隔绝室外的光线；如果室外的噪音大，睡觉时要注意关上门窗。此外，舒适、合理的床上用具，对提高睡眠的质量也大有好处。选用高度符合人体科学的枕头，软硬合适的床垫以及床单、被子等床上用品，就不会因种种不适而影响到睡眠。

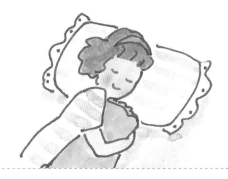

4 让床只发挥睡眠的功能

不要让床成为你学习、工作的场所。躺在床上看书、看报，或谈些兴奋性的话题，会削弱床与睡眠的直接联系。一个良好的睡眠者，往往是"头一挨着枕头就能入睡"，这是因为他长期以来只让床发挥单一睡眠功能的结果，以至于形成了条件反射。

6 采用合适的睡姿

人的心脏位置偏左，因此，健康的人睡眠最好不要采用左侧卧位；仰卧睡眠时，手也不要置于胸身，这样可以避免压迫心脏而做噩梦；侧位睡觉时要防止枕头压迫腺体引起流涎。对于一个健康人来说，睡眠的最好体位应该是右侧卧位或正平卧位。但病人睡眠的最佳体位则视病人的病情和疾病类型而定：心脏病人睡眠要取半坐半卧位，这样可以增加肺活量，减少回心血量；肺部疾病和胸腔疾病患者应采取患侧卧位睡眠，这样可以减少因呼吸运动造成的胸痛，同时可使健侧的肺活量不受到侧卧位的影响。

规则42 采取腹式呼吸法，能够有效降低血压

我国古代医家早就意识到腹式呼吸有祛病延年的奇功，并创造了"吐纳"、"龟息"、"气沉丹田"等健身方法。

人体的两种呼吸形式

呼吸，是指机体与外界环境之间气体交换的过程，人的呼吸形式分为胸式呼吸和腹式呼吸两种，胸式呼吸时，只有肺的上半部肺泡在工作，占全肺五分之四的中下肺叶的肺泡却在"休息"，没有得到锻炼。腹式呼吸则可以使中下肺叶的肺泡在换气中得到锻炼。

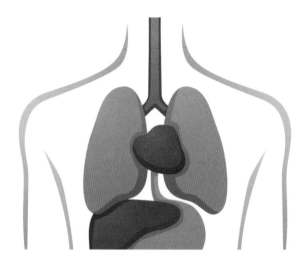

什么是"腹式呼吸法"

所谓腹式呼吸法是指吸气时，腹部放松自然凸起，吐气时压缩腹部使之放松，自然凹陷的呼吸法，深呼吸就是典型的腹式呼吸。

腹式呼吸能降低血压

腹式呼吸时，体内会产生一种叫作前列腺素的物质，可消除活性氧，并且具有扩张血管的功能。

当你做腹式呼吸，活动横膈时，前列腺素会从细胞内渗入血管及淋巴管，去除活性氧的毒素、促进血液循环。缓慢的长时间呼气的腹式呼吸法还具有降低血压的效果。根据临床报告，特别是由紧张引起的血压升高，利用腹式呼吸法，能使血压降低20毫米汞柱。

如何进行腹式呼吸

要想练好腹式呼吸，关键的要点之一就是要有安静的环境，地点最好选在空气质量好的树林里、阳台上或者是家里等。时间方面一般在早上练习比较好，因为早上空气很清新。此外，坚持不懈很重要。刚开始练习的人可以给自己规定每天早、中、晚各采用腹式呼吸5分钟，之后再逐渐延长时间。

腹式呼吸非常简单，随时可以进行，尤其晚上躺在床上的时候可以进行腹式呼吸的练习。方法是：

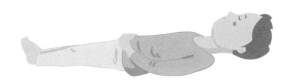

①仰卧在床上，松开腰带，放松肢体，思想集中，排除杂念。

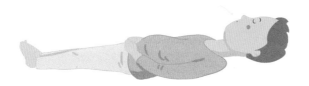

②默数"1、2、3、4"，由鼻慢慢吸气，鼓起肚皮，每口气坚持10~15秒钟。

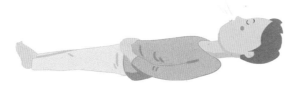

③默数"5、6、7、8"，再徐徐呼出，同时肚皮紧缩。

每分钟呼吸4次。做腹式呼吸时间长短由个人掌握，也可与胸式呼吸相结合。

早上做做深呼吸，可以降血压

早上深吸一口气，全身都会变得轻松无比，多做深呼吸，还可以降血压。我们都知道，呼吸平稳是生命的主要特征。专家在研究高血压的发病机制时发现，它与自身环境有关，通过深呼吸，可以使人的心态平稳，让全身自然放松，另外还可以让机体释放出一种使人活跃的成分，它对高血压患者的心理调节很有帮助。因为深呼吸时，可以放松心情、缓解压力、降低交感神经兴奋性，由此扩张外周血管、降低血压。

以下人群应多做深呼吸

有控制地进行深呼吸练习，可使人轻松舒畅。正常人吸进与呼出的气体量只有400~500毫升，而做一次深呼吸，男性可达到3500毫升，女性可达到2500毫升，相当于通常吸气的8倍，从而使生命获得大量的能源，此方法尤其适合以下人群：

血压尚未达到高血压诊断标准，但工作压力大、运动量少、有高血压家族史等因素的人，尤其是年龄大于45岁、有吸烟史的男性，或年龄大于55岁的女性。

已确诊的高血压患者，在药物治疗的基础上坚持做深呼吸，将有助缓解压力，使人做到心境平和，能够把血压控制得更满意。

在每天早晚的空闲时间，抛开手头之事，静坐下来，缓慢地深吸气、深呼气，每天2次，每次10分钟，让血管跟随心情一起放松！

有条件者还可以练习瑜伽，通过运动与呼吸的配合，刺激腺体、按摩内脏，来松弛神经、伸展肌肉、强化体质、平静心灵，降压的效果会更明显。

规则43 疲劳和精神压力过大，会引起血压升高

高血压不仅仅是一种躯体疾病，各种心理影响、紧张刺激而引起的情绪反应，也可导致高血压。疲劳和精神压力过大都可能引起血压升高。

疲劳

 疲劳是一种主观的感受，会依个人的忍受程度而有所不同。

 疲劳是一种症状，而不是一种疾病。

◎要重视疲劳

忙碌的现代人似乎早已习惯疲劳作战。通常太过忙碌、运动过度、睡眠不足都会使人感觉疲劳，这是正常的生理现象，经过适度调节、休息后就能恢复体力。但也有人不论上班、休闲甚至什么事都没做，还是感到疲劳倦怠，提不起劲来，这种长期的疲劳就不能等闲视之了。若不找出潜在的原因彻底解决，终将成为日后疾病的成因。

◎长期的疲劳状态会导致血压升高

疲劳几乎是所有疾病的共同初期症状，长期无法恢复的疲劳状态可能是一种警示。而这种疲劳势必会使血压升高，长期过度用脑也会成为导致高血压的原因。

怎么防止疲劳

为了防止疾病的发生，我们必须保持乐观的生活态度，避免精神紧张和疲劳，才能有效地防止动脉硬化和血压上升。在工作中必须注意劳逸结合，合理安排工作，保证足够的睡眠，避免过劳过累。

压力

精神压力也就是心理压力，总的来说有社会、生活和竞争三个压力源。压力过大、过多会损害身体健康。精神压力与血压之间的关系更为密切。

◎短期压力会使血压升高

身心紧张会出现"短期的压力"，具体表现为痛苦、疲劳、不安、烦恼、喜怒哀乐等状态。此时，会引起血压暂时升高，待压力解除后血压就会恢复到原来的状态。

◎慢性压力会引发高血压疾病

即使有压力，只要能够有效消除就不会产生不良后果。但是，如果精神持续紧张，从而演变成"慢性压力"的话，则血压上升后就不会下降，从而引发高血压。

怎么消除压力

由于压力得不到释放会造成血压升高，诱发高血压，所以血压高的人要学会解压。在此，我们介绍几种有效的解压方法以供参考。

 生活有规律、有条理，感觉疲劳应及时休息。

 保证充足睡眠，多走出户外与大自然接触。

 多与家人交谈，不要为不顺心的事情而烦恼。

 工作之余，多培养一些爱好，比如绘画、书法、听音乐等。

 通过泡澡或淋浴放松身心。

 吃饭时身心放松，享受美味佳肴。

规则44 保持心情舒畅，有助于稳定血压

高血压患者的心理表现是紧张、易怒等，这些又都是使血压升高的诱因。我们在预防高血压的时候就要注意情绪管理，"笑一笑，老变少"。

高血压患者应保持心情舒畅

高血压患者应经常保持高兴的心情，并培育乐观、开朗、诙谐的性格，假如你整天处于慌张或忧伤之中，对鸡毛蒜皮的小事耿耿于怀，会招致心跳加快，血压升高，血液黏稠度增加，使原已升高的血压继续上升，诱发高血压危象、脑血管破裂等严重并发症。

避免发怒等坏情绪出现

发怒、紧张、激动都会使全身小血管收缩，导致血压迅速升高，心率加快，心肌耗氧量增加。如果是高血压患者遇到这种情况，就会在原有的病变基础上，使病情突然加重，甚至可能诱发心肌梗死、脑出血等疾病。因此，不管是对于正常人还是高血压患者来说，学会自我调节情绪，经常保持一个平和的心境非常重要。

◎遇事冷静不慌张

日常生活中就要坦然面对一切，凡事要冷静处理，对人要宽宏大量，避免与人冲突而引起心里不痛快。

◎尽快让自己适应环境

改变自己的行为方式，培养对自然环境和社会的良好适应能力，避免情绪激动及过度紧张、焦虑，遇事要冷静、沉着。

◎学会倾诉，释放情绪

当有较大的精神压力时应设法释放，向朋友、亲人倾吐或参加轻松愉快的业余活动，将精力倾注于音乐或寄情于花卉之中，使自己生活在好的环境中，从而维持稳定的血压。

保持笑口常开

时刻保持笑容能给你带来的好处，远不止让你保持年轻的心态这么简单。其实时常笑一笑是乐观的生活态度的反映，乐观地面对生活才能让生活多姿多彩。

笑能促使人们的肺、心脏和肝脏等器官进行运动，起到清除呼吸系统中的异物，刺激肠胃，加速血液循环，提高心跳频率，改善紧张厌烦等不良情绪的作用。

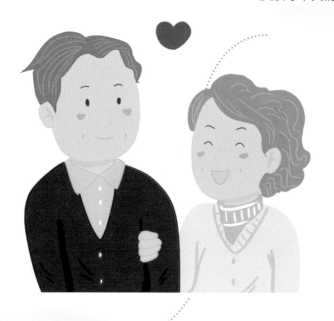

笑还能促进肾上腺素的分泌，对机体有益。

因此，不管是正常还是高血压患者都要笑口常开。需要注意的是，高血压患者不要突然大笑，以免引起血压骤然升高。

规则45 多通过自我催眠放松身心，控制血压

自我催眠暗示在人类的生活中具有很大作用，它可改变人类的感官意识，还具备影响人类内脏器官的功能。

什么是自我催眠

自我催眠指人类具有利用自我意识和意象的能力，可以通过自己的思维资源，进行自我强化、自我教育和自我治疗。

这种方法能使人的心理对生理的控制力量发挥到最高水平。具体点说，催眠术可以使人失去痛觉，从而接受无痛手术；可以减轻心理压力，强化生存意志；可以消除身心疲惫，矫正不良习惯等等。特别有意义的是，催眠术能大幅度提高人的记忆力，这已被大量实验所证实。

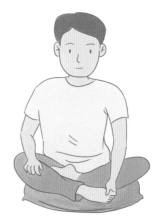

实际上，自我催眠已在现实生活中被广泛应用，人们早已应用自我催眠暗示，如祈祷、宗教仪式、印度的瑜伽术、中国的气功术等都是以不同的方式在实施自我催眠。

在自我催眠时，首先要有一定的催眠知识，当了解了相关的催眠知识后，还需要有一个安静的环境与放松的姿势，这样更有利于进入到催眠的状态之中。

◎成功催眠的三大要领：

1 要营造一个温暖、舒适、放松、不受外界干扰、光线微暗的环境与气氛；躺下进行要比坐着更好；衣着则要尽量宽松。

2 最好不要在空腹时、饱餐后1小时内，或沐浴后30分钟内进行，以避免生理上的干扰。

3 正确的意愿则更是关键。要怀着一种主动、随意且开放的态度练习，放任一切自然的发生，没有任何预设的企图或意向。

◎成功催眠的四大步骤：

───步骤1───

去掉或松开紧束身体的东西，如发卡、领带、腰带、护膝、鞋带等。

───步骤2───

以最舒服的姿势（以不妨碍呼吸和各部位肌肉放松为前提）躺好或坐好。

───步骤3───

微闭双眼，很自然地做几次深呼吸。呼吸时体验胸部和心脏的轻松、舒适。每次深呼吸后要体验一会儿，感到轻松、舒适后再做下一次。

───步骤4───

依序放松两脚、双腿、臀部、胸部、双手、双臂、双肩、颈部、头部和面部肌肉。放松某部位肌肉时，先把注意力集中到该部位，默念该部位肌肉"放松、再放松"，然后体验一会儿该部位放松、舒适的感觉。待体验到这种感觉后，接着放松下一部位的肌肉。

如何输入催眠和醒复指令

"周身肌肉已经放松，非常舒适，身体轻轻下沉，下沉……"

"我的眼睛越闭越舒适，不想睁开，不想睁开……（体验眼睛舒适和不想睁开的感觉）"

"我就要睡着了，就要睡着了，会睡得很踏实、很解乏，某点某分（具体时间自己拟定）准时醒来，醒来后身体轻松、头脑清晰、心情愉快……"

"从一数到五，我飘然进入催眠状态，某点某分愉快醒来，一、二、三、四、五……"

超实用的自我催眠法

◎ 快速自我催眠法

◆ 场所：任何比较安静，不被打扰的地方。

◆ 姿势：坐着或者躺着。

◆ 呼吸：每次呼吸尽量保持最深的吸气，最充分的呼气，感受自己小腹的起伏。

◆ 操作要领：数数的时候要非常有规律，集中精力，保持心灵的敏感、警觉，每个数字都清晰地数，仿佛每数一个数字，就沉浸于更深的意识状态。

◆ 优点：简单易操作，适宜所有对象。

慢慢地从1数到20，每隔5秒钟数一次，每数一个数字，身体就更放松，心就更宁静，数到20的时候，我会进入非常好的催眠状态。

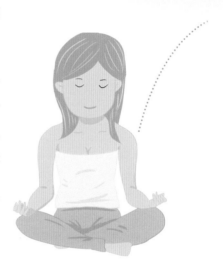

◎ 自我想象催眠法

◆ 场所：最好在安静的、光线较暗的房间中练习。

◆ 姿势：将身体靠在沙发上或躺椅上，全身放松，服装不宜过紧，将有碍于全身放松的眼镜、领带、手表、项链、戒指等脱下。

◆ 呼吸：每次呼吸尽量保持最深的吸气，最充分的呼气，感受自己小腹的起伏。

◆ 音乐：如果喜欢的话可以放一些轻柔的音乐，最好是没有人声的自然音乐、钢琴曲、小提琴曲等，也可以不放。

◆ 操作要领：想象的时候要完全集中注意力，如果配合和想象内容有关的音乐，效果会更好。

◆ 优点：想象力好的人非常实用，灵活度高。

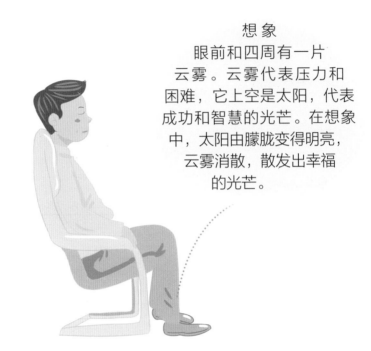

想 象

眼前和四周有一片云雾。云雾代表压力和困难，它上空是太阳，代表成功和智慧的光芒。在想象中，太阳由朦胧变得明亮，云雾消散，散发出幸福的光芒。

◎催眠磁带自录法

材料：空白磁带或CD、录音设备。

操作方法：选取一段自己喜欢的音乐，用自己的声音进行暗示，录制催眠磁带。按照从头到脚放松的方法或从20到1的数数法导入催眠状态，然后进行自己需要的暗示，最后从5数到1，暗示自己醒过来。

操作要领：放慢说话速度，让自己的声音沉着、镇静、有磁性。在自我催眠的导入之后，根据自己的需要进行暗示。

优点：有助于更好地了解自己的"催眠敏感点"。

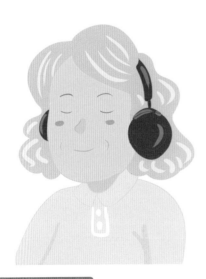

轻 轻

地闭上眼睛，一闭起来，整个人就放松下来了。从头部到肩部，整个手臂、手指，都放松下来，整个胸部，腹部、大腿、小腿，再到脚部都放松下来。从1数到10，每数一次你会更加放松，也进入更深的催眠状态。

规则46 多听喜欢的音乐也能稳定血压

听音乐不仅是一种爱好，也可以成为养生良方。据研究人员发现，音乐可以调节人体的神经功能，使人的心情舒畅、血压稳定。

音乐是如何降血压的

舒缓、悠扬的乐曲能使激动、烦躁的情绪变得平静，内心变得平和，而且还能减低血压和肾上腺素水平。

◎ **音乐让心情平静，降低血流速度**

享受自己喜欢的音乐，我们皮肤温度会明显降低，血压下降，呼吸减慢，感到舒服、放松和自然。有的音乐会增加脑血流量，有的会降低血流速度，缓和外界的噪音等带来的不良刺激。

◎ **血压测量证实音乐使血压下降**

通过血压测量即可得知，听音乐之后的血压值要比听音乐之前的血压低，音乐能达到调节血压的作用是毋庸置疑的。

健康小贴士： 选择合适的音乐欣赏。一般音乐的节拍会约等于人类心脏的速率，节奏太快或太慢都不适合。如果长时间听节奏强劲的摇滚乐，会造成耳内末梢神经紧张，出现血管微循环障碍，使人体血液循环失调，导致血压升高。

高血压患者听音乐的注意事项

1 选择柔和的音乐，如古典音乐，或者山川河流的声音等大自然的声音，能够给大脑和心脏以正面的刺激，使心跳、呼吸和血压平缓。

2 听音乐的时候不要长时间佩戴耳机，因为耳机也会压迫末梢血管，引起人体内部血压循环失常，使血压升高。

3 音量不要太大，音乐的音量保持在40分贝左右就够了。

规则47 多看柔和的颜色，有助于心情平静

色彩能影响人的心理，有时相同的物品只因颜色不一样就会给人不同的感觉。色彩心理学的应用非常广泛，交通灯就是很好的例子。

巧用色彩降血压

利用颜色的心理作用舒缓身心、降低血压也不失为一种好方法。色彩心理学认为，原色对视觉的刺激强烈，不容易使人心情舒畅。能够使人心情舒畅的是中间色，也就是柔和色。

色彩影响人的心理

具有镇静作用

☑ 绿色让人心情平静

☑ 茶色给人安定感

☑ 粉色能使人沉着冷静

☑ 米色能消除紧张感

色彩疗法

我们在生活中都可以运用到色彩疗法。让周围没有讨厌的颜色，都是柔和的、喜欢的颜色，是能达到降低血压目的的好方法。

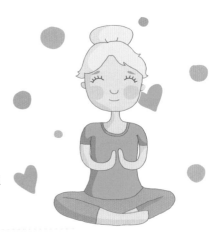

▶ - 比如将卧室布置得以淡绿色为主，墙壁、窗帘可用浅蓝色，具有镇静、息怒、降血压、降体温等功能。

▶ 居室的灯光不宜过于明亮，以柔和的白色为宜。不要使用红色、橙色、紫色等刺激性强的灯光。

▶ 衣服色彩以淡雅为宜，如白色、天蓝、绿色等，对平静情绪很有好处。

规则48 香气也能让人放松身心，降低血压

五彩缤纷的颜色、沁人心脾的花香，能调节人的紧张情绪、解除疲劳、消除郁闷、给人带来喜悦的心情。

认识赏花疗法

赏花疗法是通过赏花卉、闻花香来达到治病养生目的的一种自然疗法。高血压患者常常赏花，还能逐渐克服急躁的情绪和紊乱的心理，有助于稳定和降低血压，缓解头晕等症状。

香气的作用

赏花不仅可以愉悦情绪，而且可以缓解紧张，使身心得以放松，特别适合高血压、动脉硬化等病的治疗，也是血压偏高的人群平时放松的好方式。高血压患者常常赏花，还能逐渐克服急躁的情绪和紊乱的心理，有助于稳定和降低血压，缓解头晕等症状。

1
不同种类的花卉、植物可发出不同的香气，能唤起人们美好的记忆和联想，令人心情舒畅。

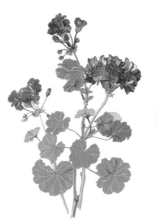

2
经常置身于优美、芬芳、静谧的花木丛中，可使呼吸慢而均匀，血流缓慢，心脏负担减轻，使人的嗅觉、听觉和思维活动的敏感性增强。

3
有助于调和血脉，消除神经系统的紧张，从而降低血压。

规则49 抚摸宠物也能降低血压

可爱的宠物作为主人的贴心陪伴者，受到很多人的喜爱。这些小动物对主人的健康有一定的益处，对降低高血压很有用。

宠物也是一剂控制血压的良方。有报告显示，家里养了宠物的老年人比家里没有养宠物的老年人得高血压的概率下降12.6%。当你回家听到一声鸣叫，或在紧张的一天结束时看到宠物摆尾，平静而舒适的感觉就此产生。

美国心脏协会的研究结果

研究人员以48位股票经纪人为对象进行了这项研究。他们男女各占一半，都是独身，年收入都在20万美元以上，并且都是高血压患者。在研究中，科学家让他们做复杂的心算，或者指控他们在商店偷东西，然后要求他们演讲5分钟为自己开脱。结果，研究对象的平均血压升到了184/129毫米汞柱。此后这些人接受了抗高血压的药物治疗，其中一半的人还同意收养一只猫或狗作为宠物。半年后，研究人员再次对他们进行了压力测试。结果饲养宠物的人血压只增加了9毫米汞柱，相当于那些没养宠物的人血压升高值的一半。此外，前者的脉搏每分钟只增加了10次，后者为21次。

养宠物有益于身体和精神健康

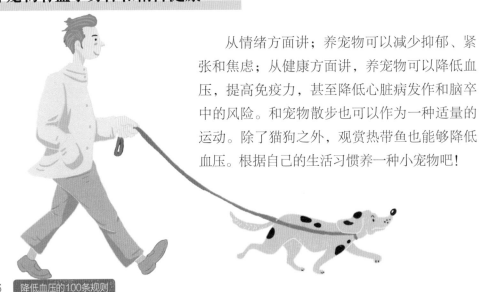

从情绪方面讲；养宠物可以减少抑郁、紧张和焦虑；从健康方面讲，养宠物可以降低血压，提高免疫力，甚至降低心脏病发作和脑卒中的风险。和宠物散步也可以作为一种适量的运动。除了猫狗之外，观赏热带鱼也能够降低血压。根据自己的生活习惯养一种小宠物吧！

规则50 减轻体重能够有效降低血压

高血压与肥胖是"好兄弟"，形影不离。无论单因素或多因素分析，我国的人群研究结果均证明体重指数偏高，是血压升高的独立危险因素。

减轻体重，防治高血压刻不容缓

1 高血压病人中有一半左右是胖子，而肥胖人群中有一半是高血压。

2 肥胖的人用药物控制血压相对来说比较难，要剂量多一些才能得到控制。

3 体重减1千克，血压就下降1毫米汞柱，体重减掉5千克左右，血压变化显著。

因此，及早地发现超重，及时减肥，是预防肥胖以及高血压的一个关键点。

肥胖与高血压

◎肥胖人数众多

目前全球超重和肥胖者达11亿人，更为严重的是目前儿童中有六分之一处于超重和肥胖状态。

◎钠盐与肥胖导致高血压

肥胖和过多的钠盐摄入相互作用，是许多中青年高血压发病的根本原因，特别是腹型肥胖者。

◎高血压发病症状

在发病早期，通常以舒张压升高为主，随着病程进展，特别是大动脉硬化的加剧，会逐渐发展为收缩压和舒张压都升高。

在收缩压升高之前，减重、限盐、适量运动等生活方式对血压升高的干预效果更好，因此时刻注意自己的体重并进行控制是防治高血压的重点。

如何监测自己的体重

最简单的计算方法是：身高−105=标准体重（千克）

【例】一名身高为165厘米的人，标准体重就在**60千克左右**。

体重指数=体重（千克）/身高（米）的平方

【例】得出的数字小于23表示正常，23～25表示超重，大于25表示肥胖。发现超重的时候就应该减肥了。

男性
【身高（厘米）−80】×70％＝标准体重（千克）
女性
【身高（厘米）−70】×60％＝标准体重（千克）

标准体重正负10%为正常体重，标准体重正负10%～20%为体重过重或过轻。

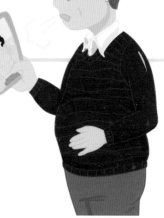

规则51 增加体力活动的时间

随着生活水平的提高，人们进行体力活动的时间也变少了，随着身体活动的减少，高血压的患病率也随之升高。

有调查显示

> 成年人业余静态生活时间为2.5小时（男性为2.7小时，女性为2.4小时；城市为3.2小时，农村为2.2小时）。

> 经常参加锻炼的人中，中年人最少。

> 身体活动不足，业余静态生活时间（用于看电视、阅读、使用电脑和玩电子游戏的时间）越长，其体重指数越高，血压越高，血脂、血糖也越高，高血压患病率也明显增加。

> 静态生活时间每天超过4小时者与每天不足1小时者比较，高血压患病率增加18%，糖尿病患病率增加50%，高胆固醇血症患病率增加80%，高三酰甘油血症患病率增加70%。

> 每天看电视时间4小时以上者与不足1小时者比较，超重、肥胖发生率明显增多，高血压、高胆固醇血症、高三酰甘油血症和糖尿病等疾病患病率都明显增加。

增加体力活动对预防高血压非常重要

增加体力活动时间对于预防高血压很重要，尤其是从事坐位工作的人，更要在业余时间多进行体力活动，白天在工作时已经坐得多了，业余时间就要多活动，这样患高血压的机会就会减少。

规则52 营造适宜的居室环境有助于降低血压

流行病学调查表明，城市人群比乡村人群血压高，这一事实在一定程度上支持改变环境有助于降压的理论。

保持周围优美、洁净的环境，有助于稳定血压

优美、洁净的环境会使人感到精神舒畅，能够缓解精神紧张状态，解除疲劳，使血压趋于稳定或下降。绿色的森林不仅让人赏心悦目，还可以调节神经系统功能。故高血压病人，若有条件者，应在室内外栽花、种树，并保持周围环境卫生、安静、整齐、美观。

远离噪音

◎噪音的定义

居住的地方要远离噪音。噪音指的是强度和频率变化均无规律的、杂乱无章的、不悦耳的声音。从心理生理学观点看，不管是噪声还是乐声，凡是干扰人们工作、学习、思考、休息、睡眠以及言语交谈的都可以视为噪音。

◎噪音与高血压

随着现代工业的发展，噪音污染已经是一大公害并存在于我们周围。长期生活在噪音环境中，会对神经系统造成不良刺激，使交感神经长期处于紧张的状态，是高血压发生的危险因素。有关研究证实，噪音能影响人们的情绪，损害神经系统及心、脑血管的功能，从而导致高血压。

营造适宜的居室环境

营造适宜的居室环境有助于降低血压。可多在房间里布置绿色的植物，或者在自家的院子种植树木。此外，家里还要保持适宜的温度，一般在16~24℃，室内湿度以50%~60%为佳。

规则53 夏季注意钾流失，预防血液黏稠

钾是维持人体体液平衡所必需的电解质。钾是降血压的好帮手，有助于调节神经、肌肉功能及控制血压。

钾元素对人体健康的意义

史前很长一段时间内，我们的祖先还没有发现食盐，钠的摄取主要来源于食物本身，然而这些"绿色食品"有一个共同的特点——少钠多钾，肾脏为了适应不得不坚持"保钠排钾"。如今生活水平好了，食物的口味比之前重了许多，然而肾脏还一如既往地执行原来的命令。那么，问题就来了——钠太多、钾太少，长此以往必然导致器官组织功能损害和高血压病。

◎ "保钠排钾"机制

钠和钾在人体内的代谢有很大的不同，前者"多吃多排，不吃不排"，后者则是"多吃多排，不吃也排"。我们将此机制称之为"保钠排钾"平衡——这是人类几百万年以来进化的结果。因此，我们就需要人为地补充钾元素，并防止钾过多地流失。

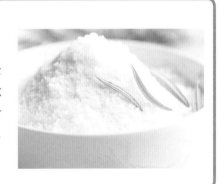

钾与高血压的关系

钾和钠分别分布在细胞内外，通过相互制约来维持人体细胞的渗透压平衡。临床观察表明，氯化钾可使血压呈规律性下降，而氯化钠则可使之上升。食物中钠钾比例与舒张压之间存在显著的正相关。

◎稳定血压

适时地补充一定剂量的钾，能够通过抑制某些酶促反应减少因高盐摄入导致的心脏舒张障碍，得以维持相对稳定的血压。

◎排钠

摄入足量的钾可以促进人体排出更多钠，可以防止食盐摄入过多引起的血压升高，因此钾在稳定动脉血压以及预防高血压的发生、发展中扮演重要角色，对轻型高血压具有明显降压作用。

◎保护血管

高血压患者显著的病理特征之一，就是动脉壁增厚，但如果能摄入足够的钾，则可有效预防这一病理改变的发生。钾对血管具有保护作用，可使动脉壁免遭过高血压的冲击损伤。

夏季如何补钾

一般情况下，膳食的含钾量虽然不高，但刚好能满足人体的需要，无需特别补充。但是夏季持续高温，人容易大量出汗，汗液中除了水分和钠以外，还含有一定的钾离子，造成钾的排出增多。而且夏季人们的食欲减退，从食物中摄取的钾离子相应减少，造成钾的摄入不足。这些原因会导致夏季人们体内缺钾，使人感到倦怠无力、精力和体力下降，耐热能力降低。因此在夏季我们应该多食用钾含量多的食材。

◎含钾的食材

许多食物中都含有丰富的钾，尤其是大部分的新鲜水果和蔬菜，如土豆、红薯、香蕉等。但如果是高血压并伴有糖尿病的患者，就要控制含糖量高的食物的摄入，如各种豆类、豆腐皮、莲子、花生米、蘑菇、紫菜、海带等。在补钾的同时，那些高盐食品，如腌渍火腿、咸肉、咸鱼以及其他过咸的食品肯定是要少吃或不吃。而木耳、海带、紫菜等也含有丰富的钾，更适合高血压合并糖尿病患者食用。

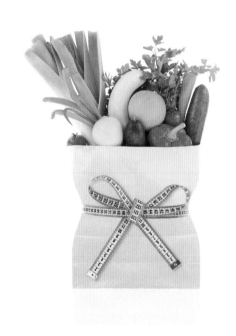

规则54 夏季空调温度不能开太低

炎炎夏日对于高血压患者来说比一般人更难熬，所以很多人选择开空调降温，殊不知夏天从室外进入空调房间，血压会上升，危险很大。

室内外温差过大的危害

◎高血压患者有脑卒中危险

如果在酷暑下大量出汗，水分快速蒸发后进入温度很低的室内，很容易出现血管痉挛，形成血栓，导致脑卒中的发生。

◎导致血压突然升高

如果室内的空调温度开得很低，室内外的温差过大的话，几乎相当于一个季节的温差了。而且从室外立即进入空调房间，气温降低得过快，会导致血压的突然升高。

怎样在使用空调的时候防止血压的波动过大

1 气温不是很高或很低，不要开空调

人的皮肤温度大约是33℃。如果空气流通，空气的湿度不是很高，夏天室温在33℃以下的话，在休息的状态下，人体是不会感觉到热的。保持房间通风就可以了。同理，冬天若气温不是很低，最好也不要开空调。

2 夏天把温度调高一点，冬天调低一点

室内外温差相差7℃以内比较好。对高血压病人来说，尤其是老年高血压病人，室内外温差不宜过大。

3 不要立即进入空调房间

先在不开空调的房间，休息一段时间，有一个慢慢适应的过程，然后再进入空调房间。同理，从空调房出去的时候也是。

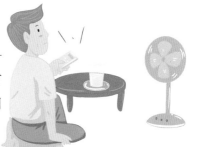

规则55 秋季应降压与润燥同时进行

很多人都知道高血压夏天轻、冬天重，部分病人的血压夏天可接近正常。这是为什么呢？

春夏季节有利于血压保持平稳

人类要生存就必须适应环境，而适应环境全靠自身调节，包括神经、内分泌、外周血管的阻力、毛孔的启闭等的调节。春天气温回暖使人体血管扩张，血流阻力减小，血压也相对低一些。夏天出汗多，血容量减少，血管扩张，外周阻力减小，出汗多，排出的钠盐也多，减轻了肾脏的负担。而且夏天蔬菜、水果多，含钾盐多，对高血压患者有益。综合诸项因素，春夏季节有利于血压保持平稳。

秋季不利于降压

进入秋季，天气逐渐变冷，为了御寒，机体毛孔会收闭以减少散热。肾上腺素分泌增加，心跳加快，心排血量增加，血管阻力增大，则易引起血压升高。中医认为，秋天燥气当令，容易耗伤人体的阴精，使阴不制阳，阳气亢盛而引起血压升高。所以，此时尤其要注意防秋燥，保持平和的心态，少生气，避免情绪剧烈波动，以免引起血压升高。

"贴秋膘"要辨证看待

虽说秋季养生要润燥，但是有些地方有"贴秋膘"的讲究要辨证看待。

1 血压高者要结合自身特点以清补为主，选择一些既营养丰富，又有降压作用的食物，如山药、莲子、银耳、芹菜、燕麦等，有助于增强人的体质。肉类则应适当多吃鱼、虾等水产品以及鸡、鸭等禽类（白肉），少吃猪牛羊肉等红肉。

2 秋高气爽的日子里有人喜欢吃点小菜，来点小酒，这对患高血压的人来说也不合适，因为烟酒刺激也是导致血压升高的一个因素，切不可因为一时的享受而大意。

规则56 冬季注意防寒保暖

血压对气温的变化非常敏感。人体感到寒冷后，末梢血管收缩导致血压升高。高血压病人的血压过高可引发脑卒中和心肌梗死。

血压与季节关系密切

中医很早就认识到血压与季节有关。人因四季而生息，人体的新陈代谢也随四季的变化而变化，中医认为冬季高血压的发生与"风"、"寒"有关。

"风为百病之长"

 风是引起疾病的首要致病因素，易从口鼻或肌表而入，侵入肺部或经络，最后传至脏腑。风的特点是善变、主动，易侵犯头颈，引起头晕目眩。

"百病起于寒"

 寒是冬季的主要致病因素。寒邪的特点是凝滞、收引，寒凝血脉，易使气血凝结阻滞，耗伤阳气，使得经脉气血不得阳气温煦，涩滞不通。不通则痛，侵及头部表现为头痛。寒性还可使气机收敛，腠理闭塞，导致经络、筋脉收缩而挛急，在胸表现为胸痹、胸痛。

所以中医认为，冬季血压升高的人应避免寒风直接刺激，保护好易受寒风侵犯的头、颈、手足。患有冠状动脉粥样硬化性心脏病的人同时要注意胸部保暖，防止冠脉绌急、痉挛。冬季在阴湿寒冷的房间不要长时间停留，在持续低温时，最好打开空调或电热器驱散寒气。

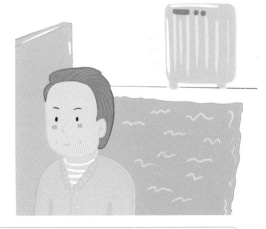

起居有常，防寒保暖

中医极为重视"起居有常，不妄作劳"的养生之道。要做到起居有常、作息有时、劳逸结合、顺乎冬天的自然规律，早睡以养阳，待日出后起床以养阴。在日常生活中要注意以下细节：

1 醒来时不要立刻离开被褥，应在被褥中活动身体，并请家人将室内变暖和。

2 洗脸、刷牙要用温水。

3 如厕时应穿着暖和。夜间如厕，为避免受寒可在卧室内安置简易便器。

4 沐浴前先让浴室充满热气，等浴室温度上升后再入浴。

5 在外等汽车时做原地踏步等小动作。

6 外出时戴手套、帽子、围巾，注意保暖。

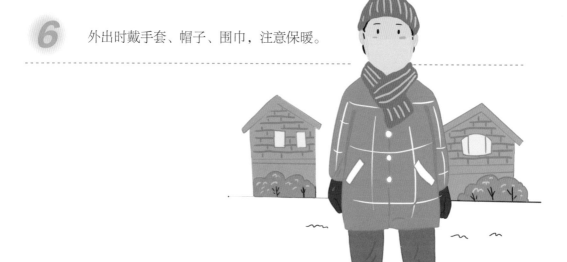

规则57 多晒太阳可防治高血压

适当晒太阳有助于防治高血压。德国有专家让一些高血压患者接受太阳光疗法，结果发现患者的收缩压和舒张压均有很大程度的降低。

太阳光疗法

太阳光紫外线的照射，会使机体产生一种营养素——维生素D_3，而维生素D_3与钙相互影响又能够控制动脉血压，所以适当地晒太阳能使血压下降。有实验数据表明，如在户外晒太阳10分钟，血压可下降6毫米汞柱。

高血压患者应多晒太阳

现在不少高血压病人和易患高血压的高危人群，已经开始非常积极地到户外晒太阳和参加运动。其实，不论是已经患上高血压的病人，还是体重过重且有吸烟等不健康生活方式的高血压"储备军"，适当的户外锻炼都是防治高血压必不可少的手段。

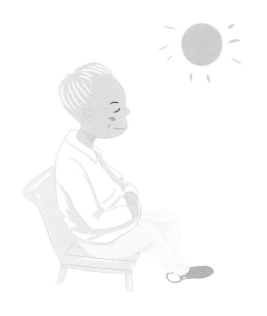

除此之外，还可根据年龄及身体状况选择慢跑、快步走、打太极拳等不同的锻炼方式，运动频度一般每周3~5次，每次锻炼持续20~60分钟，对降血压、降血糖都有好处。

健康提示

专家认为，中老年朋友可在上午10点前和下午5点后阳光不太强烈时，外出晒太阳和参加户外锻炼。

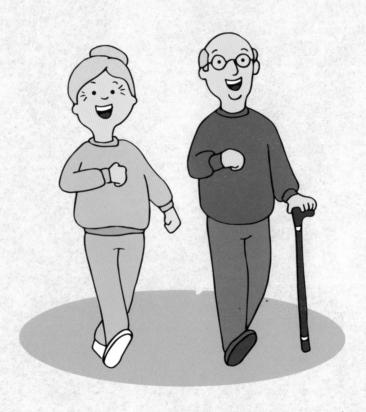

第3章

高血压高危人群防治规则

——降低危险，不做"高人"

　　易患高血压的人群主要有中老年人、摄入动物脂肪较多者、摄入食盐较多者、高血压家族遗传者、长期精神紧张者、长期饮酒吸烟者、肥胖超重者等。对于这些人群，最好的方法就是防治结合，尽量减少高血压的患病概率。

规则58 中老年人保持良好的心态是预防高血压的关键

中老年人的情绪本就比较容易起伏。而高血压患者更易表现出紧张、易怒、情绪不稳等，这些都是导致血压升高的诱因。因此尽量保持良好的心态，有利于预防血压升高。

据世界卫生组织报道，我国60岁以上老人高血压病的患病率高达39.7%，若不及时治疗常导致脑卒中、冠状动脉粥样硬化性心脏病、心肌梗死及心力衰竭，并可造成脑、肾等靶器官的损害，甚至致残或猝死。高血压已经逐渐成为中老年常见病和多发病。

中老年人要警惕高血压的预警信号

1　眼底血管异常。

2　神经系统异常，如头晕、头痛、易激动、烦躁、失眠等。

3　心血管系统异常，如心悸、胸闷等。

4　血液系统异常，如贫血、鼻出血等。

5　泌尿系统异常，如蛋白尿、夜尿增多、男性勃起功能障碍等。

6　运动系统异常，如乏力、颈背肌肉紧张且酸痛等。

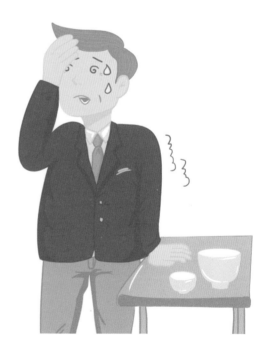

保持良好心态的诀窍

▶ **心胸豁达，知足常乐**

　　身体健康、长寿的老人往往都能做到心胸开阔，处事热情，与世无争。可以让患者适度地干家务活，鼓励其参加社会活动，根据其情趣培养个人爱好，如书法、种花、养鸟等。

▶ **保持心情愉快**

　　不良情绪如暴躁、紧张、焦虑、压抑、忧郁、沮丧等会通过增加有关激素的分泌，促使小动脉痉挛收缩而使血压升高，甚至发生心脑血管并发症。

　　只有尽量避免各种不良刺激，学会"冷处理"，以良好的心态来调整神经系统功能，才能做到遇事不急不躁，保持好的心情。

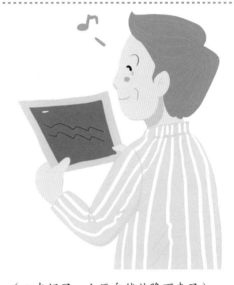

（心态好了，血压自然就降下来了）

▶ **改变生活方式**

　　很多中老年人都有抽烟、喝酒等不良生活习惯，殊不知饮酒是高血压的危险因素之一，饮酒后体内的肾上腺皮质激素及儿茶酚胺等内分泌激素会升高，通过肾素-血管紧张素等系统使血压升高，因此高血压患者不宜饮酒。长期抽烟也会导致高血压。此外，饮食以清淡为主，养成良好的生活习惯还能让心态变得平和，也有助于预防高血压。

▶ **避免过度劳累**

　　现代社会压力大，很多人都习惯加班，然而这对中老年人非常不利。要善于科学合理地安排工作，学会休息，保证睡眠时间，不可经常开夜车和熬夜工作。

规则59 中老年人降压治疗切忌突然停药

高血压是中老年人常见病、慢性病，也是心脑血管病最主要的危险因素。中老年人降压治疗突然停药非常危险，会加重病情，甚至发生卒中。

研究表明，长期高血压可能会引起脑卒中、高血压性心脏病、心肌梗死、动脉粥样硬化、慢性肾脏病等并发症。然而在现实生活中，很多中老年人对降压药物的应用还存在一定误区，如口服降压药不按时按量，甚至擅自停药，以致引发卒中等严重后果。

擅自停药有危险

事实上，目前尚无药物能够彻底根治高血压，仅能通过规律服用降压药来控制血压，一旦擅自停药就会造成血压反复升高，不仅损害心、脑、肾等重要器官，而且会造成治疗难度增加，最终导致病情恶化，危及生命。

吃降压药不会形成依赖性

很多人担心一旦开始服用降压药就会产生依赖，因此尽量不吃或减量服用降压药，这种做法是错误的。研究表明，降压药不存在成瘾性，患者自行调整用药，只会造成更严重的后果。

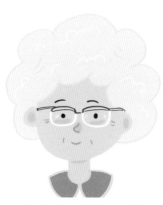

只看价钱，不看药物含量

血压正常就停药

保健品或饮食疗法代替药物治疗

中老年人降压治疗停药的误区

根据单次血压擅自改变药量

规则60 中老年人群需要24小时动态监测血压来指导用药

在夜间血压下降率大于20%的老年人中，脑血管疾病发生率明显增加。因此，对老年人进行24小时血压监测、评价和预测心血管疾病发生可能，并对高危人群及时采取措施，对保护老年人健康是很重要的。

所谓24小时血压监测，就是将一种特定的动态血压记录仪佩戴在受检对象的上肢和胸部，仪器自动定时记录受检者24小时血压，发现受检者日常活动（如运动、锻炼、工作、生活、休息和睡眠）中的血压变化，以便医生和患者及时掌握血压变化的规律，正确用药。

血压是不断变动的

人的血压是有波动的，而波动是有规律的，有70%的高血压患者血压呈两个高峰和低谷，即所谓的"杓形血压"。

早晨8点左右为第一个高峰，之后血压开始下降。

由于中午午休，正午12点至下午1点常常出现白天血压低谷。

下午2点后血压又开始上升，在下午6点左右血压是一个大的高峰。

然后血压开始下降，在深夜12点达到最低点，过后血压上升，到第二天再次出现高峰。

有25%的病人只有下午一个高峰而没有早晨的高峰。少数（5%）的高血压患者只有早晨一个高峰，而下午没有高峰。

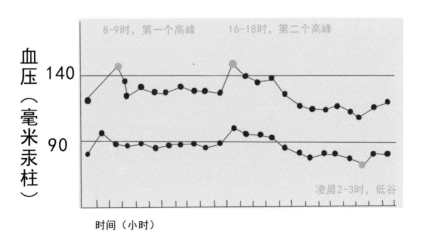

ABPM正常参照值

- 24小时血压平均值：＜125/80毫米汞柱
- 白昼血压平均值＜135/85毫米汞柱
- 夜间血压平均值＜115/70毫米汞柱
- 血压负荷＜10%

（注：ABPM 为 24 小时动态血压监测）

24小时血压波动类型

▶ **夜间低下型**

在夜间睡眠时血压有明显的下降，可见到血压平稳期和自发波动期。通常见于正常生活的健康人及大多数轻、中度高血压者。随着年龄的增长，24小时血压波动幅度变小。

▶ **全日型**

血压昼夜波动节律不明显或消失。多见于重症高血压或伴有心、脑、肾并发症患者，睡眠呼吸暂停综合征患者和严重失眠者。

▶ **夜间血压上升型**

白昼血压低下或直立性低血压，夜间血压升高。见于严重自主神经功能障碍者和部分动脉硬化的老年人。

▶ **嗜铬细胞瘤型**

见于嗜铬细胞瘤及少数原发性高血压患者。常表现为发作性血压升高和直立性低血压。

24小时动态血压监测能及时发现高血压患者的血压波动规律，并协助诊断继发性高血压疾病，使所有高血压病人能得到及时而合理的治疗。对于2、3级（中、重度）高血压病人，及时监测24小时平均血压、夜间平均血压、血压波动范围及夜间血压下降率，及时采取以控制血压为主的综合治疗措施，就能预防与高血压相关的心、脑、肾并发症的发生。

规则61 中老年人群变换体位应缓慢

中老年人群在变换体位时，宜缓慢而不宜过快，如蹲着、坐着或者是弯腰干活时，不宜猛然直立站起，躺着时不宜猛然坐起，尤其是刚睡醒的中老年人一定要注意体位变换时速度要缓，力度不宜过大。

体位性低血压

生活中不少中老年人常会出现这样一种情况：从沙发上站起来时头会晕，起床的一瞬间也会出现头晕，甚至上厕所起身时也会出现头昏、乏力、站不稳的症状，这时我们第一时间想到的往往是血压升高了。其实，这也是一种病症，医学上称之为"体位性低血压"。

中老年人起床不能过猛

人在睡眠时，血压比较低，刚苏醒时，血压会快速上升，尤其是部分有晨峰现象的高血压患者，起床过快、过猛，可能会造成血压突然升高而引起脑血管破裂等严重后果。也有部分高血压患者，由于动脉硬化等原因，出现血液流动障碍，如果体位变动过快，容易出现体位性低血压，会因为脑供血不足而出现眩晕或是晕厥。

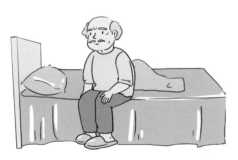
【下床前宜在床边垂坐1分钟】

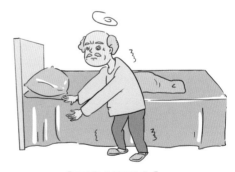
【不宜立即下床】

中老年人起床或从坐位站起时必须动作缓慢，遵循三个"1分钟"的方法：即醒了睁眼平卧1分钟，床边双脚下垂坐1分钟，床边扶持站立1分钟，然后再缓慢行动。不要突然站起，站立后如有头晕，应继续卧床休息。

规则62 肥胖人群应减重、锻炼，增强心脏功能

心率过快同样会缩短寿命。肥胖人群的心率就比常人更快，因此，肥胖者要减重多运动，增强心脏功能。

心率快的危害

正常成年人安静时的心率每分钟在60~100次。国外一项研究对年龄在35~84岁之间的人群进行了26年跟踪调查，结果表明，随着心跳次数加快，死亡率呈大幅度上升趋势，男性人群尤为明显。当然心率过慢也不利于健康。人的寿命呈现一个"U"型曲线，即心率长期低于50次/分或长期超过80次/分都会使死亡率增高。国内的大规模样本调查也发现，心率过快的人平均寿命比一般人要短。相比之下，心跳60次/分的人平均寿命高于70次/分的人，而心跳70次/分的人平均寿命又高于80次/分的人。

肥胖者增加体育锻炼，不但可以达到增加体内脂肪的"支出"，使体型恢复的目的，而且还可以使身体的各器官得到锻炼，增强体魄。

运动增强心脏功能

运动可以降低血脂，使血液中的胆固醇及三酰甘油降低，减少脂肪在心脏、肝脏、血管中的沉积，减少冠状动脉粥样硬化性心脏病、脂肪肝等疾病的发生率。有助于改善心肌代谢，提高心肌工作能力，使心肌收缩力加强，增强了肥胖者的心血管系统对体力负荷的适应能力。还可以改善肺通气及换气功能，使气体交换加快，利于"燃烧"多余的脂肪。

肥胖人群一般血脂也高，血脂高、血压高是必须要吃药的，不过可以配合减肥来控制血压。如果体重真的能达到正常的话，可以定期监测血压，慢慢调药后再考虑是否停药，在此之前暂时不能不吃药，因为减肥是个过程，在这个过程中是一定要控制血压的。

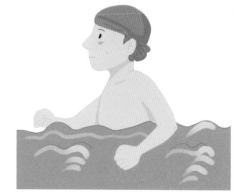

规则63 肥胖人群应控制食量和总热量

肥胖人群要控制食量、热量的摄入其实也不难。首先要把三餐以外的饮料、酒类及零食戒掉，因为这些东西都含有很高的热量，不仅不能补充人体所需要的各种营养，还会对身体产生很大的潜在威胁。

控制摄入食物的总量和总热量

如坚持每月减重1千克，一年下来也可以减重12千克。超重或者肥胖的人，如果愿意花上2～3年时间，也能把体重降到正常体重指数范围之内。当然，光在零食上下功夫是远远不够的，还要控制三餐的总热量，包括主食、副食，逐渐减少摄入的食物总量。

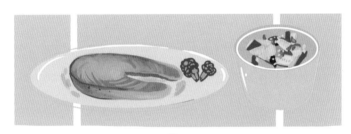

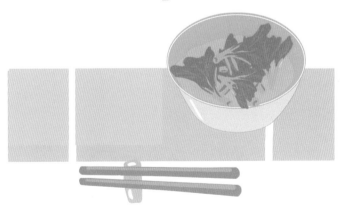

肥胖人群的饮食原则

1.少食含热量高的食物

2.严格控制每日三餐的主、副食量

3.一日三餐定时定量

4.保证蛋白质的充分摄入

5.保证摄入足量的蔬菜、水果

6.食用饱腹感的食物

7.吃些有减肥作用的食物

规则64 长期吸烟人群应戒烟以保持对降压药的敏感性

研究表明，吸烟可引起血压升高或心率加快。在未治疗且无明显心、脑、肾并发症的男性原发性高血压患者中，吸烟者的24小时白昼、夜间的收缩压和舒张压均高于不吸烟者。

烟碱是剧毒物质

烟草中含有一种剧毒物质——烟碱。它可以使人的动脉血管收缩，血压升高，还会刺激心脏，引起心跳加快，心肌耗氧量增加，加重心脏的负担。烟碱也会引起冠状动脉痉挛，发生心肌梗死，导致猝死。

❶烟碱可以使血液中脂肪类物质增加，而促进动脉硬化及高血压的发展。

❷烟碱还可以使血液的流动速度减慢，血小板容易黏附和凝聚在血管中形成血栓。

❸烟碱亦可刺激心跳加快，并且能够促使肾上腺释放较多的儿茶酚胺，使小动脉收缩，使血压上升。

吸烟会降低人体对降压药的敏感性

有资料显示，有吸烟习惯的高血压患者由于对降压药的敏感性下降，导致高血压治疗不易获得满意效果，甚至不得不加大降压药剂量。因此，长期吸烟人群更应该戒烟以保持对降压药的敏感性。

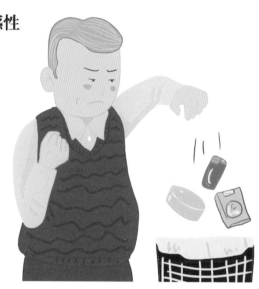

降压从戒烟开始

规则65 高盐人群要做到低盐饮食

食盐的摄入量与人体血压水平有很大关系，摄入量越高，血压水平也越高。高盐人群已经成为高血压患者的高危人群，因此，此类人必须要做到低盐饮食。

每日摄入食盐的标准量

举一个简单例子，我国北方地区居民患高血压的概率大于南方，这其中有很大一部分原因就在于南北居民对食盐的摄入量的不同。

《中国居民膳食指南》建议的每日食盐摄入量最好控制在6克以下（实际上人体正常的每日需要量只有1~2克），这其中还包括了酱油、饮料及食品中含有的食盐，如每3毫升酱油含盐约1克，一小碟咸菜约含盐4克，其他各种蔬菜和动物性食品等所有食品中或多或少都含有少量的低钠盐。

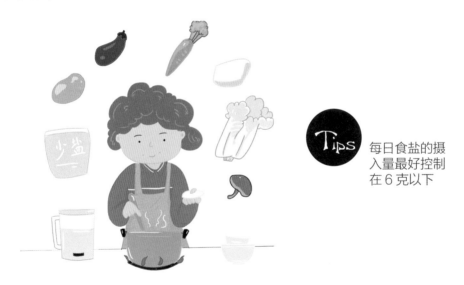

Tips 每日食盐的摄入量最好控制在6克以下

专家建议，每个家庭中最好都备一把"小盐匙"，以便帮助高盐人群更好地限制盐的摄入量。有一种小汤匙，平平的一勺是2克，这样高盐人群放盐时心里就有个标尺。

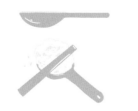
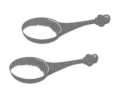

减少食盐摄入的八大秘诀

1 改变不好的烹调方式，能生吃的就生吃，不能生吃的就凉拌，可以帮助减少食盐的摄入量。

2 可以利用蔬菜原有的味道来改变对高盐食物的依赖，如用番茄、洋葱等味道浓烈的食物和味道清淡的食物一起烹饪，就能提高菜的风味。

3 做菜时还可以用豆瓣酱或者是酱油调味，因为1克豆瓣酱或者1毫升酱油所含的盐分要远远低于1克盐，并且做出来的菜肴也更美味。

4 就餐时加盐，即烹调时或起锅时，少加盐或不加盐，而在餐桌上放一瓶盐，等菜肴烹调好端到餐桌时再放盐。

5 肉类可以做成蒜泥白肉等菜肴，既能改善风味还能减少盐分摄入，一举两得。

6 腌渍食品或者是熟食类食物中含盐量比一般菜肴高1~2倍，在吃这些食物的时候，用餐时就要少放盐。

7 海鲜类尤其是鱼类烹饪时，尽量采用清蒸等少盐、少油的方法烹调，海产品在吃前最好用水冲洗，也可减少含盐量。

8 尽量避免外食。餐馆中炒的菜经常使用较多的盐来调味，应尽量避免在外用餐。

规则66 有高血压家族史的人应定期检查血压

定期测量血压是早期发现症状性高血压的有效方法。对有高血压家族史的人，从儿童期就应定期检查血压。

高血压与遗传因素的关系

遗传因素在原发性高血压的发病过程中起着非常重要的作用。许多人通过大量实例对高血压与遗传因素的关系进行了深入细致的研究，结果显示：

❶双亲血压均正常者，子女患高血压的概率是3%；父母一方患高血压病者，子女患高血压的概率是28%；而双亲均为高血压患者，其子女患高血压的概率是45%。

❷高血压患者的亲生子女和养子女生活环境虽然一样，但亲生子女较易患高血压病。

❸孪生子女一方患高血压，另一方也易患高血压。

❹在同一地区，不同种族之间的血压分布及高血压患病率不同。

❺高血压产妇的新生儿血压要比正常产妇的新生儿血压高。

❻动物实验研究已成功建立了遗传性高血压鼠株，这类老鼠繁殖的后代几乎100%患高血压。

❼嗜盐、肥胖等高血压发病因素也与遗传有关。

规则67 有高血压家族史的人要全面抵制血压升高

有高血压家族史的年轻人常认为，父母有高血压，可他们到老了才发病，足以证明高血压对年轻人没有危害。其实，只要有高血压家族病史的就要全面抵制血压升高。

家族性高血压的遗传概率有增高趋势

有些人更觉得，即使有遗传倾向，也未必会发病，不用那么担心。然而事实上，和普通人相比，有家族遗传史的人高血压发病率确实要高出很多。目前高血压年轻化趋势愈演愈烈，其中60%的患者有家族遗传史。这和以前是不能同日而语的。上一辈的人生活相对简单，压力小，血脂、血糖高的也不多，引起高血压的危险因素相对要少得多，即使有家族遗传史，可能也会在中老年时才发病。而今时今日，引发高血压的危险因素越来越多，因此，作为出生在有高血压家族史的家庭的子女，对高血压的防治决不能忽视，最好从小预防、长期坚持，否则高血压就会趁机侵袭。

全面抵制血压升高的8个要点

1 合理膳食。

5 适量运动。

2 养成良好的饮食习惯。

6 戒烟限酒。

3 补钙。

7 心态平和。

4 补铁。

8 按时就医。

规则68 有高血压家族史的人应避免过分焦虑

心情烦躁、心理压力大本身就是高血压的危险因素，无谓的焦虑只会对健康影响更大。所以，首先应正确认识高血压，避免过度焦虑。其次，应养成健康的生活习惯，多运动，保持低盐低脂饮食，并且向专业正规医生进行健康咨询，寻求生活指导。

保持良好的情绪，可以使血压趋于一个平稳的状态。如果长期情绪低落，出现抑郁症，就会影响血压的稳定，使血压升高。

①晚上11：00之前上床睡觉

②运动

③吃一些能使心情愉快的食物

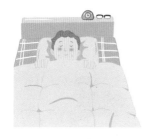

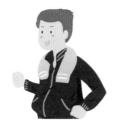

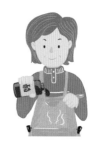

④外出旅游

⑤逛街

⑥亲近植物

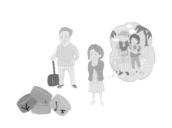

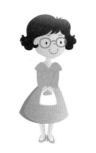

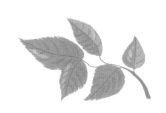

⑦听音乐、唱歌

规则69 长期精神紧张的人要注意调适心理

精神压力大是高血压的一大诱因，所以勿将工作中的不顺心、社交上的不愉快带回家里。轻松畅快地生活，发展有益身心的业余爱好，营造如诗如画的生活环境，可降低血压。

情绪激动，不论是愤怒、焦虑、恐惧还是大喜大悲，都可能使血压一过性升高。其原因是神经、精神因素引起高级神经活动紊乱，致使调节血压的高级自主神经中枢反应性增强，血液中血管活性物质如儿茶酚胺等分泌增多，小动脉痉挛收缩，血压升高。

情绪长期处于紧张状态会使血压升高，积极向上的生活态度却可以使自己的身体获益。经常调节情绪，及时排解内心的压力是防止血压升高的重要措施。我们在生活中要保持积极的心态，让自己心情愉悦，避免情绪的大起大落。

幽默疗法：笑一笑，十年少

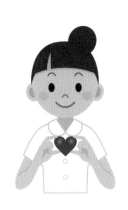

1979年，美国著名心理学家诺曼·卡辛斯首次向全球提出了"将幽默作为一种疗法，为心理疾病病人减压"的观点，他相信那些压力大或紧张过度的病人只要时常微笑，就能重新体验到愉悦、希望、自信等积极的情绪。在人际交往中，高血压患者自身有幽默感，不仅可以帮助他们与人相处得更加和谐，还能降低血压。

书画疗法：让艺术抚慰心灵

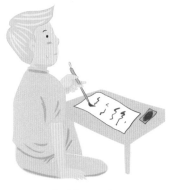

很多老年人血压较高，如果常常练习绘画或者是欣赏书画，对降低血压有非常大的好处。书画疗法的降压机制主要与其可以调节情绪、舒肝理气、平肝潜阳等密切相关。当人挥毫书写时或潜心赏画时，杂念会减少甚至被排除，可达到精神内守、心安而不惧的状态，从而使郁结的肝气得以纾解，上升的血压得以降低。

音乐疗法：老少皆宜的降压方法

音乐也能降压。每当我们感到精神疲惫、心情郁闷或难以入眠的时候，听听轻柔舒缓的音乐便能使情绪平和，身心放松，可见音乐会对人的情志产生影响。

在不同的音乐环境下，可相应地使人产生不同的情志和行为。所以欣赏音乐不仅能够愉悦心情、陶冶情操，而且还对人的情志和脏腑产生不同的影响。

音乐疗法是将病人设定于特定的音乐氛围中，以音乐的艺术意境感染其性情、调和气血而达到养生治病的目的，对各种身心疾病均有较好的治疗效果。

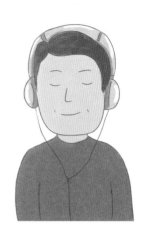

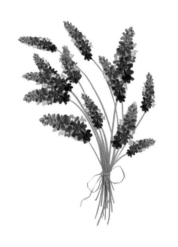

花卉疗法：色香味俱全

花卉疗法，是指通过栽养花卉、欣赏花卉、鼻闻花香、品尝花肴等来达到治疗目的的一种自然疗法。千姿百态、五彩缤纷的花卉可以调节人的情绪，解除紧张、疲劳、郁闷，可给人带来心情的喜悦和情绪的升华，是使人保持良好情绪的好办法，对高血压的防治也有益处。根据报道，经常置身于优美、芬芳、静谧的花木丛中，可使人的皮肤温度降低1～2℃，脉搏平均每分钟减少4～8次，使血压也有不同程度的下降。

花卉疗法的降压机制如下：多姿多彩的花卉，其色彩和姿态可以调节情绪，解除郁闷、紧张的心情，青、紫、绿、蓝等冷色，可给高血压患者以安定、镇静的抚慰，平肝潜阳，促使血压下降。另外，花卉香味中的芳香油还可通过感官而调畅血脉、松弛神经，促使血压下降。

规则70 年轻初孕妇及高龄初产妇要注意血压的变动

年轻初孕妇及高龄初产妇容易患高血压，尤其是年龄小于20岁或大于40岁的女性，初次怀孕，对于孕期营养不了解或压力大、过度紧张等都易造成高血压。

定期产检，预防高血压

诱发孕妇妊娠期高血压的因素很多，有家族遗传，也有的是因为孕妇本身有慢性肾病或糖尿病史，还有高龄怀孕等均会引发妊娠期高血压。妊娠早期应测量1次血压，作为孕期的基础血压，以后定期检查，尤其是在妊娠36周以后，应每周观察血压及体重的变化，检查有无蛋白尿，检查有无头晕等自觉症状。定期进行产前检查，是预防妊娠期高血压的有效措施之一。

孕期保健须知

❶在妊娠早期应定期监测血压、体重，检查尿蛋白。

❷妊娠期间的饮食不要过咸，同时保证维生素和蛋白质的摄取量。

❸若发现贫血，要及时补充铁；若发现下肢浮肿，要增加卧床时间，把脚抬高休息。

❹上一次怀孕有过妊娠期高血压疾病的孕妇，要在医生的指导下进行重点监护。

规则71 妊娠期人群要避免食用腌渍食品

妊娠期人群的生理特点变化很大，循环系统、消化系统、泌尿系统和内分泌系统都会有改变，这期间如果不注意饮食，会引发很多妊娠期疾病，如糖尿病、高血压等。

腌渍食品含有致癌物质和较多盐分

很多妊娠期的妈妈都会有食欲不振、孕吐的情况出现，而腌渍小菜美味爽口，比较容易开胃消食，又能下饭。很多妈咪胃口不好的时候会吃一点这类食物。

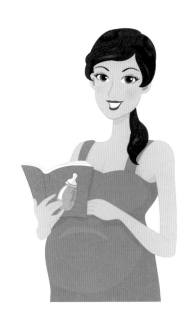

但是妊娠期人群应尽量避免食用腌渍食品。因为腌渍食品虽然美味，但内含亚硝酸盐、苯并芘等，对身体很不利。对于妊娠期人群来说，最严重的问题就是它含有较多的盐分。孕期妇女如果摄入过多盐，容易导致水钠潴留，会使孕期妇女血压升高。

一般建议孕期妇女每天食盐的摄入量应少于5克，这样有助于预防妊娠高血压。

腌渍食品对人体的其他危害

腌制食品虽然味美，但是真的不要多吃。蔬菜经过腌渍后，维生素C几乎全部消失，营养成分大大减少。而且腌渍的酸菜中含有较多的草酸和钙，会给肾脏排泄增加负担，容易沉积在泌尿系统中形成结石。而且腌渍食品还会影响黏膜系统，对肠胃有害，多吃还会引发溃疡和炎症。所以正常人群也要少吃，妊娠期人群则是尽量不吃。

规则72 妊娠期人群也要注意控制体重

肥胖的孕妇发生妊娠高血压的概率比较大，所以孕妇怀孕期间最好适当控制体重，特别是要控制脂肪的摄入。

孕期控制体重的必要性

孕妇每天要控制脂肪的摄入，少摄入动物脂肪，注意摄入的动物脂肪与植物脂肪比值应小于等于1，这样，不仅能为宝宝提供生长发育所需的必需脂肪酸，还可增加前列腺素的合成，有助于消除多余脂肪。

孕期体重增长的正常范围在标准体重的20%～30%，如果超出这个范围就需要注意。孕期的特殊情况会让很多宝妈难以控制体重，因为想给宝宝多增加营养就需要多吃各种各样的食品，而孕期行动不便使得运动量比平时大减，如此热量的摄入就大大超过支出，多余的热量会形成脂肪堆积。

孕期控制体重的必要性

要控制好体重关键要做好以下几点：

1 三餐定时，食物以多样化、高蛋白、高纤维、低油脂为标准。

2 少吃多餐利健康。三餐都只吃七分饱，三餐之间加点心，孕期每天可吃5～7餐。

3 点心有讲究，少吃甜食，如蛋糕、饼干、蛋挞、汉堡、奶茶等，可以吃一个水果、十几颗坚果、一杯牛奶或一个鸡蛋。

4 晚上睡前两小时不要进食。

5 每天喝足1500～2500毫升的水。饮料和茶不能代替白开水，有水肿的宝妈不要害怕喝水，只要控制好，不过量就行。

6 坚持每天适当地运动，如散步。坐时，同样的姿势不要超过两个小时，每两小时需起来动一下。

规则73 妊娠期人群"营养过剩"也会导致高血压

怀孕后，补充营养是关键。很多孕妈在怀孕期间都大补特补，殊不知这样很容易造成营养过剩。

孕期营养过剩的危害

营养过剩最主要的原因就是饱食。若孕妈长期饱食，摄入过多的蛋白质，就会引发肥胖症。成年男性每天摄入蛋白质70克，女性60克以上，非但对身体无益，还可能破坏体内营养素的平衡，影响钙质的正常吸收，剩余的蛋白质还会转化为脂肪，促使机体发胖。

孕妇营养过剩会导致肥胖，继而增加妊娠糖尿病、妊娠高血压综合征的发生概率，不利于胎儿成长，在分娩时，也会有困难。产后还会使孕妇难以恢复，体形过胖。

孕妇科学饮食的最佳方案

1. 富含脂肪的食物有利于胎儿神经系统的形成。包括深海鱼类（如带鱼）、坚果（核桃仁、花生、葵花籽和榛子等），以及大多数蔬菜与种子提炼出来的油脂（如橄榄油、亚麻籽油等）。

2. 矿物质（铁、锌、钙等）主要通过饮食补充。容易吸收的含铁食物有肝脏、猪血、红瘦肉、蛋黄等。牛奶、酸乳、鱼虾、豆制品、海带等都含钙丰富。富含锌的食物主要有牡蛎、红瘦肉、鱼类、牛奶、坚果类、豆制品。

3. 维生素几乎见于所有的食物，只要饮食良好，不推荐补充复合维生素。但额外补充叶酸是必要的，尤其在怀孕前的3个月至妊娠的第12周，可多吃豆类、腰果、坚果、肝脏、深黄色水果与蔬菜等。

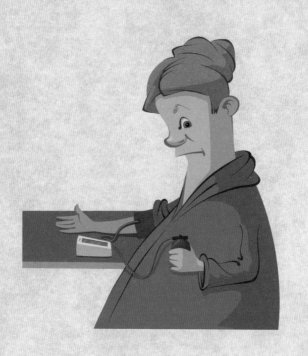

第4章

高血压患者的降压规则

——特效降压有讲究

　　高血压作为一种多发病，严重威胁着人们的健康，因此加强高血压患者的保健意识理所当然地成为当务之急。可是也不能盲目，在保健的过程中一定也要遵循必要的规律和原则。

规则74 高血压患者应该饮用硬水

现代医学研究也证明：中老年人摄入足量钙可以预防动脉硬化，还可使过高的血压降至正常。这种摄入包括多吃含钙丰富的食物和饮用含钙水，比如硬水，像地表水、矿区水之类。

硬水的定义

水的硬度是指溶解在水中的盐类物质的含量，即钙盐与镁盐的含量。所谓"硬水"是指含有较多可溶性钙镁化合物的水。可溶性钙镁化合物含量多的水硬度大，反之则小。以上海为例，大部分地区的生活用水为各自来水厂净化处理后的自来水，硬度范围为8～14 GPG（GPG为水的硬度单位，1GPG表示1加仑水中硬度离子含量为1格令），按WQA（美国水质协会）标准属于硬或很硬范围。（部分地区如果使用井水，则硬度更高，达到极硬范围。）

硬水并不对健康造成直接危害，但是会给生活带来好多麻烦，比如用水器具上结水垢、肥皂和清洁剂的洗涤效率减低等。

为什么高血压病人喝硬水更好

◎长期缺钙对血压的影响远远超过过量食入盐

研究表明，缺钙使钙离子进入细胞内，影响细胞的功能，尤其血管平滑肌细胞内钙离子持续增多，会导致血管平滑肌痉挛，引起血管变细，血压增高。

◎硬水富含钙、镁物质

硬水质的饮用水富含人体所需的矿物质成分，是人们补充钙、镁等成分的一种重要渠道。进一步的研究指出：当某一地区水中的矿物质溶量很高的时候，饮用水将成为人们吸收钙等成分的主要来源。溶于水中的钙是最易为人体吸收的。

◎水的总硬度不能过大

需要注意的是，我国《生活饮用水卫生标准》规定，水的总硬度不能过大。如果硬度过大，饮用后对人体健康与日常生活有一定影响。如果没有经常饮硬水的人偶尔饮硬水，则会造成肠胃功能紊乱，即所谓"水土不服"。

规则75 高血压患者应该少食、慢食

高血压患者日常饮食要坚持少食、慢食。一些患者害怕自己患上肥胖及代谢综合征，因此就过度节食，这会造成新的问题。

高血压患者要保持轻微饥饿感

高血压患者可以保证三餐八分饱，避免过饱，稍有饥饿感，保持体重在正常水平，这样不仅能健康、成功地减肥，而且还能不用吃药就能改善高血压症状。

如何少食慢食

▶ 保证进餐的时间不能少于20分钟，因为大脑的饮食中枢发出饱腹感信号是在开始进食后的20分钟以后。

▶ 若是不明白八分饱究竟是要吃多少，可以吃到平时饮食量的八成就停止进餐。

▶ 减慢饮食速度，不让肚子感觉到特别饿，是防止过饱的要点。如果吃得过快大脑收不到饱腹感信号，则很容易就造成过度饮食。

20分钟饮食的关键要素

放慢咀嚼速度，每次咀嚼15~20下。

分量大的食物，最好分开食用。

每次吃一口。

尽量多进食鱼类和需要去骨的食物。

吃到八分饱就立即离开餐桌。

规则76 高血压患者必须戒烟、戒酒

无高血压的人戒烟可预防高血压的发生，有高血压的人更应戒烟。与吸烟相比，饮酒对身体的利弊虽然存在争议，但饮少量酒有益，大量饮酒有害，高浓度的酒精会导致动脉硬化，加重高血压，这是毋庸置疑的。

高血压患者戒烟的理由

1 香烟中的烟碱会影响降压药物的疗效，同时还会增加患心肌梗死、脑卒中等心脑血管疾病的危险。

2 报告显示，高血压患者如果抽烟的话会增加发展为恶性高血压甚至死亡的风险性。

3 高血压与抽烟都是缺血性心肌病患者与心肌梗死等冠状动脉疾病的危险因子。从这点来看，因血压升高而服用降压药的人，是应绝对禁烟的。

4 香烟对人体血压之外的部分也会造成很大的损伤。

5 即使自己不抽烟，只要周围有人抽烟，就会受到伤害，因此为家人及周围人健康着想，高血压患者就更应该戒烟了。

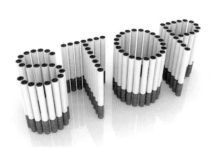

习惯性饮酒会引起血压上升

酒精有使血管极速扩张的作用，因此酩酊大醉时会使血压下降。可是习惯性饮酒会使不喝酒时的血压上升，这种慢性的血压升高才是最大的问题。

◎**为什么饮酒后血压有下降的迹象**

原因主要在于酒精引起血管扩张，降低血管的阻力，这就会导致血压的降低。酒精还有利尿的作用，一般饮酒后3~5个小时，血压降低，等饮酒后4~5个小时以后血管开始收缩，而血管的阻力会增加，血压出现反弹性增高，更容易诱发高血压急症。

◎**饮酒不利于防治高血压**

针对中国成年男性饮用酒精饮品的数量与高血压发病率之间关系的研究发现：在中国男性中，每周消耗酒精饮品超过30杯的人患高血压的概率比不饮酒者高1倍；摄入酒精量较多的中国人患高血压的风险是不常饮酒的人的2倍。嗜酒同时会增加高血压患者心脏疾病发生的可能，进而增加心血管疾病的发病率和死亡率。

另外，吃了降压药后饮酒是非常危险的，酒精会扩张血管并增强药物的降压效果，会引起突发性低血压，甚至出现休克。

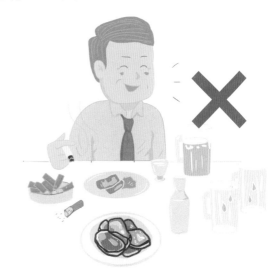

利血平、卡托普利、心痛定等降压药都是血管扩张剂，服用后喝酒容易出现低血压性休克；复方降压片、优降宁等降压药，喝酒后服用则会引起血压骤升、头痛、呕吐、心悸等剧烈反应，严重时可导致脑出血而突然死亡。因此高血压患者吃降压药前后3个小时之内，一定要杜绝饮酒。

◎**循序渐进地减小饮酒量是可行的**

每日饮酒80毫升以上的大量饮酒之人，约有一半以上有高血压症，若饮酒量减半，而血压亦随之下降。

那么，若要避免影响到血压，应将饮酒至少减至多少呢？依照美国联合委员会的建议是每日饮酒30毫升以下。但这也并不表示喝酒的人血压一定会上升，和高盐饮食、肥胖一样是有个体差异的。而有饮酒习惯的患者，还是应该对饮酒有所节制。

规则77 高血压患者不能暴饮暴食

高血压主要的致病原因之一就是肥胖和代谢综合征，罪魁祸首当然就是不规律的饮食和运动的缺乏。

高血压患者要节制饮食

很多高血压患者明明知道体重过重不好，但还是不自觉地多吃，专家将这种行为称作"饮食异常"。因此，高血压患者在饮食上一定要有节制，不能暴饮暴食，也不能吃得太饱。最好能坚持多样性饮食，保证营养元素的比例合理。一般来说，保持清淡的饮食，少吃油腻、荤腥的食物，有助于高血压病情的稳定。

改正自己的饮食习惯

改正饮食习惯，首先要明白自己哪里做得不对，从小事情开始改正。高血压患者要时刻检查自己的饮食习惯，及时改正过度饮食的坏习惯。可以试着回想自己的饮食行为，如什么时候容易过饱饮食，是否进食过快，外出时是不是喜欢携带零食，再或者是不是喜欢边吃边做事情。将一天的饮食行为记录下来，就会明白自己是不是暴饮暴食了。

高血压患者应节制饮食，避免进餐过饱，减少甜食，控制体重在正常范围。俗话说"饮食常留三分饥"，尤其是老年高血压患者，应根据本人工作和生活情况按标准算出应摄入的热能，再减少15%~20%。

高血压患者改善暴饮暴食的四个要点

- 明白自己为什么要吃东西
- 找到自己暴饮暴食的原因
- 记录吃的食物和食量
- 改正暴饮暴食不等于刻意节制饮食

规则78 高血压患者应该养成良好的排便习惯

便秘可以造成腹压增高，加大腹腔大血管的阻力，让血压短暂升高，从而引起血压的波动。便秘的危害不仅仅在于对消化道的不良影响，由于高血压患者多数合并有动脉硬化，血管弹性差，若伴有便秘，易加重病情。

高血压患者假如伴有便秘，易加重病情

1 由于排便时用力可使心跳加快，心脏收缩加强，心搏出量增加，血压会突然进一步升高。

2 当压力超过血管壁的承受能力时，苦脑血管破裂，发生脑出血。表现为患者突然晕倒、不省人事、口眼歪斜、语言不利、半身不遂，或无晕倒，出现四肢麻木、半身不遂等症状。

3 高血压患者又常常伴有冠状动脉粥样硬化性心脏病，用力排便可能诱发心绞痛、心肌梗死。

4 可致肠道内毒素重新进入血液循环，危害人体，尤其是对大脑造成不良影响，加速脑细胞的老化、死亡，使人思维迟缓、健忘，甚至痴呆。

所以，保持大便通畅，是预防因血压急剧升高而诱发脑出血，或因心脏负荷加重而诱发心绞痛的关键措施。

⊙ 健康提示

高血压患者在服用降压药时，往往会因药物而引起便秘。因为利尿剂具有排出体内水分的作用，会使体内水分不足，使大便变硬，引起便秘。所以，服用利尿剂降压的人，应避免体内水分不足。

对于高血压患者来说，便秘是常见的

高血压和便秘除了都与自主神经活动密切相关外，一些降压药物还会引起药物性便秘。

例如，某些钙拮抗剂（特别是缓释维拉帕米等非血管选择性钙拮抗剂）可减少肠蠕动而引起便秘；利尿剂具有排出体内水分的作用，会使体内水分不足，使大便变硬，引起便秘。另一方面，便秘也是高血压的成因之一。

中医认为机体的正常生理活动是在气血升降运动有序的基础上进行的，血压的升高是阳亢的表现，而便秘的形成是气机不和的结果，因此调理胃肠功能，改善便秘症状，可有助于血压的控制。

高血压患者如何预防便秘

1 要养成良好的排便习惯，如每天大便一次，使之形成条件反射。

2 不在厕所里看报纸，老年人采取坐位排便等。

3 平时锻炼腹肌，使腹肌有力，对排便也有帮助。

4 每天都要多饮水，或者喝一定量的蜂蜜水（300毫升左右，可用蜂蜜50克冲调）。

5 多吃含纤维较多的食物（蔬菜、水果等），因植物纤维能吸附水分，增加粪量，可刺激肠道蠕动。

⊙ 健康提示

如果高血压病患者已患有便秘，千万不要过分用力排便，以免引起血压突然升高。因为一般人在用力排便时，也会使血压上升，有时还会上升得相当高，这对高血压病人的危险可想而知。

必要时，应使用些润肠通便的药物，如麻仁润肠丸等中药。如有顽固性便秘，应到医院进行检查治疗，排除其他病症。

规则79 高血压患者要做对自己有益的运动

运动一向被人们认为是防治高血压非常重要的有效手段。运动能降压，首先就是降低体重，因为肥胖是高血压的重要危险因素。通过饮食和运动降低体重之后，可以将收缩压降低5～20毫米汞柱，这与服用一种降压药的疗效相近。

适当的体育运动能改善大脑皮质调节功能，缓解小动脉的痉挛，促进末梢血管扩张，减小血流阻力。适合高血压病患者的运动项目有太极拳、散步、慢跑等轻度的有氧运动。在运动之前要认真进行准备活动，突然的高强度运动会使血压爆发性升高，造成危险。运动强度要逐渐增加。尽量进行低强度、长时间的耐力性运动。强度保持在心率达到最大心率的60%左右，每天20～30分钟，一周3次即可。和任何运动一样，重要的是坚持，如果可以有规律地坚持一段时间，高血压病肯定会有不同程度的缓解。

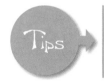 运动的最佳时间：下午4~5点，其次是晚间或饭后2～3小时。

甩手：体弱者的首选

甩手是一种十分简单的锻炼方法，对于体弱的高血压患者特别适宜，它有利于活跃人体生理功能，行气活血，疏通经络，从而增强体质，提高机体抗病能力。

◎**站立、姿势：**双腿站直，全身肌肉尽量放松，两肩两臂自然下垂，双脚分开与肩同宽，双肩沉松，掌心向内，眼睛平视前方。

◎**摆臂动作：**按上述姿势站立，全身放松1～2分钟，双臂开始前摆（勿向上甩），以拇指不超过脐部为度（即与身体呈45°）返回，以小指外缘不超过臀部为限，如此来回摆动。

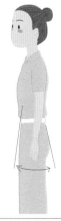

太极：防治一体的利器

太极拳是一项非常好的运动。据北京地区调查，长期练习太极拳的50～89岁的老人，其血压平均值为134.1/80.8毫米汞柱，明显低于同年龄组的普通老人。

高血压患者在练习太极拳时，应注意不要动作过猛（如低头弯腰）、体位变化幅度过大及用力屏气等动作，以免发生意外。老年人由于患有多种慢性疾病，体育锻炼时更应该注意，最好是在医生指导下进行锻炼。

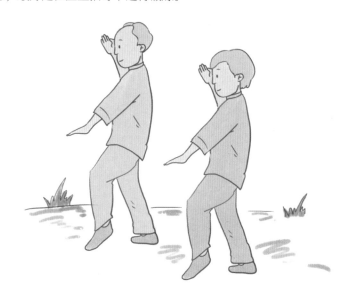

步行：最简单的降压方法

步行的优点是非常方便，很适于操作，容易被接纳。一般五六十岁的人在良好的条件下，每分钟行60步，运动20～60分钟，时间不能太短，也不能太长。这样有助于改善心血管的代谢功能。过去我们要求一天1次，现在提倡年龄偏大、体质较弱的老年人，可以将整个运动在一天中分为几次完成。步行时要注意姿势，尽量保持均匀呼吸。

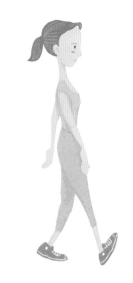

慢跑：最经济有效的降压运动

每天慢跑25分钟以上，每周至少3～5次，一般来说，慢跑适用于年轻人、体质较好的人，老年人散步已经足够。慢跑的时候精神要放松、地面要平坦、鞋子要宽松、两手紧握拳、身体自然放松，跑步的时候呼吸也不能太急促。

◎慢跑的方法及要领

①跑步时步伐轻快而有弹性，身体重心起伏小，上下肢配合协调，呼吸要和跑步的节奏相吻合，一般是两步一呼、两步一吸，或者是三步一呼、三步一吸，呼吸时，要用鼻和半张开的嘴同时进行。

②运动强度和运动量要适宜。每分钟适宜的心率等于220减去年龄数再分别乘以60%～80%，如跑步者为40岁，跑步时的适宜心率为每分钟108～144次。每次锻炼的次数、时间及距离如下：青少年每周4～5次，每次20～25分钟，距离为3000米左右；中老年人每周3次，每次15～20分钟，距离为1500米左右。

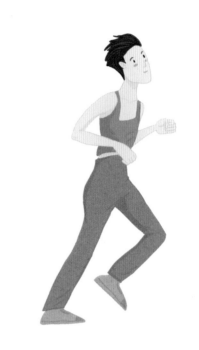

瑜伽：物我两忘的降压法

瑜伽是印度的一种传统健身法。该法强调呼吸规则和静坐，以解除精神紧张，修身养性。有专家研究发现，古老的瑜伽健身法有助于治疗高血压和心血管疾病。但是高血压患者练习瑜伽时，最好是在瑜伽老师的指导下进行。

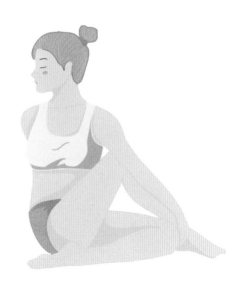

垂钓：平衡血压的好帮手

　　垂钓是一种行之有效的自我精神疗法。野外垂钓可以让患者呼吸新鲜空气，促进血液循环，还能保持心态平衡，防止血压忽高忽低，保持血压平稳，预防大脑出血等。

　　高血压患者不宜在土质松软的岸边悬竿垂钓，以免发生落水意外。鱼咬钩后要耐心放线回钩，慢慢与鱼周旋。千万不能心急要抓住鱼，否则往往会有失足落水的危险。

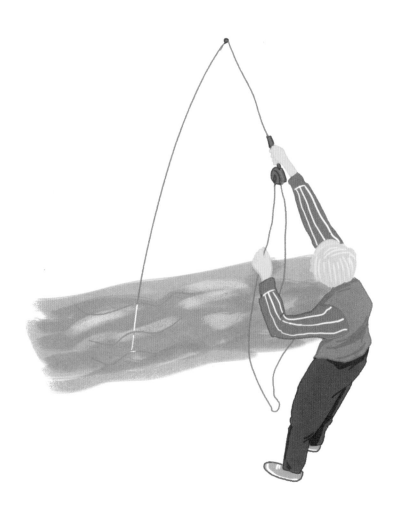

举哑铃：健美身材好帮手

有些老年人手无缚鸡之力，并且驼背含胸，这说明肌肉的力量训练不够。力量训练不仅能增加肌肉力量和肌肉耐力，提高运动效率，减少肌肉损害，还可以降低收缩压2%～3%。值得注意的是，高血压患者的力量训练不能和举重混淆，举重是爆发性的无氧运动，而高血压患者的力量训练是专门针对肌肉力量和耐力的有氧运动。比如练习举3~5千克的哑铃。

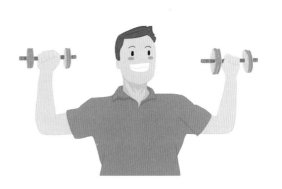

松静功：宁心安神的灵丹

高血压患者适宜做以"松静"为最大特点的气功。高血压病患者在练功时，要保持"松静自然"的状态，不但身体放松，精神也要放松，这样就能较好地消除造成血压升高的精神紧张因素，调动生理潜力，使机体的机能恢复正常，收到较好的疗效。

高血压病患者至少应早晚各练一次功，同时在日常工作中，应学会"忙里偷闲"，善于在紧张的节奏中适时地放松，练一会儿气功，使自己心平气和。保持平静的心情，对高血压病的康复和预防是很有好处的。

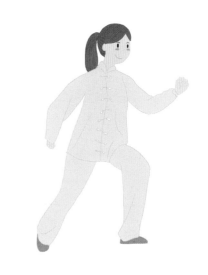

跳绳：全民有氧健身运动

跳绳是最适合高血压患者的运动之一。跳绳运动可持续性地活动身体，完全不需瞬间用力，但仍有相当大的热量消耗，约20 分钟就能消耗1.25千焦的热量，还可培养敏捷性和脚力，而且不需要特别的场所和道具，每天都可进行。

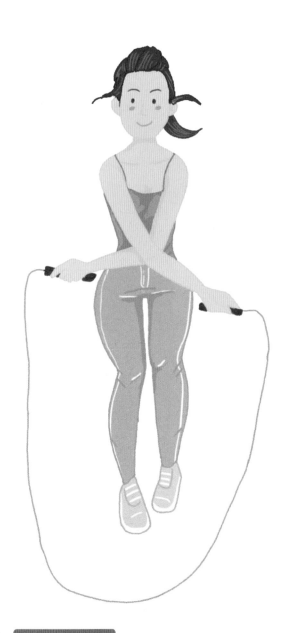

Tips

在绳子着地前跳跃，绳子离开地板后脚着地，适当调节脚和腰部的弹力。反复进行这个动作，就能找到容易持续进行的节奏。一般来说，跳跃时，拳头只要达到胸部的高度即可。在跳绳的过程中，常常会不小心扭伤脚部，因此需要做好准备活动，并做好缓冲动作，以预防运动伤害。

规则80 高血压患者运动前要先咨询医生

在运动中和运动后，尤其是剧烈运动之中或之后，人体的血压会急剧上升，因此，一些高血压患者在运动过程中或是运动后，往往会因为血压飙升而出现脑卒中等意外情况。适当的运动锻炼，对于高血压患者的身体健康很有必要，但需要注意规避风险。

运动与高血压的关系

缺乏运动的人发生高血压的危险增加。运动最少的人发生高血压危险比坚持适量运动者高出30%。适量运动可有效降低高血压患者的血压，对预防冠状动脉粥样硬化性心脏病及其他疾病的发生是非常重要的。

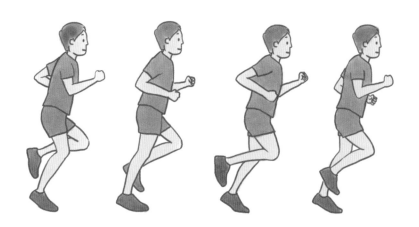

高血压病人运动指导

▶ 运动前后要定期体检。运动前要做全面的体检，了解身体状况，根据兴趣、爱好，选择运动方式和强度运动一段时间后，再做体检，了解身体的变化，根据变化情况适当调整运动方式和强度。

▶ 　　高血压患者晨练不宜太早。人体需要足够的时间来调养身体，可以适当赖床，伸伸懒腰，然后再起床，不可一醒来就一个猛子蹦起床，那样很容易导致脑卒中等严重并发症。

▶ 　　高血压合并糖尿病患者运动前应先吃点东西。很多高血压患者同时患有糖尿病，会伴随低血糖症状，不吃东西就去进行锻炼，很可能出现低血糖，严重者甚至发生昏厥。所以最好吃过东西1小时后再进行运动。

▶ 　　高血压患者不宜进行剧烈运动。人体在运动中和运动后血压都会急剧变化，剧烈运动时血压升高可能会导致血管破裂等并发症，后果很严重。

▶ 　　最好避开偏僻的运动场所。一些高血压患者血压已经到了超高的程度，随时都有出现脑卒中等并发症的可能，尤其是在运动过程中，因此，这些人群最好是结伴进行体育锻炼。

▶ 　　高血压患者在进行比较大量的运动后，血压会显著升高，因此，运动后需要休息半小时左右，让血压恢复。不可在运动后进行更大量的体力劳动，否则血压会进一步飙升，危险就逼近了。

▶ 　　伴随有心绞痛等心脏病的高血压患者，外出锻炼要随身携带急救药物；糖尿病患者最好随身带点糖果，用保温杯装点热水，出现低血糖的时候就吃点糖果，喝点热水，以缓解症状。

▶ 　　一些高血压患者身体比较虚弱，每次锻炼后都感觉浑身累，上气不接下气，好像快要散架一样，为了缓解这种状况，往往会喝肌苷口服液或是葡萄糖口服液。长期这样做对身体有害无益，不仅会让心脏受到慢性伤害，也会导致血压进一步升高，因此，应量力进行运动，不可过量运动后采取这样的措施。

高血压患者运动降压注意三大要点

◎运动前要热身，运动后要放松

运动前要做充分的准备运动，以防运动中受伤。开始要慢慢活动，逐渐增加运动强度，快要结束运动时，活动由快变慢，逐渐降低运动强度。运动后要放松全身肌肉、关节，以防肌肉疼痛、疲劳。

◎自行调整运动强度，关注心率变化

高血压患者要按自身状况进行体育锻炼，不要过于强迫自己。通常高血压患者服药的种类各不相同，因此，即使是在安静的状态下，心率也有加快或减慢的情况，由此可致患者对运动的耐受力下降。

建议患者在服药后心率反应最强烈的时间段（实际上是体内药物浓度较高的时候）不做大肌肉活动，只做腹式呼吸和舒缓的动作。

◎夏练三伏不可取

对高血压患者来说，夏练三伏是不可取的。夏季不仅运动量应适当减小，运动时间也应缩短，并避开气温最高的时间段，不在阳光直射的环境下运动。还要特别注意补充水分，以防血液浓缩导致缺血性脑血管意外。

◎多吃蔬菜和水果

由于有些高血压患者可能服用含有利尿剂成分的降压药和阿司匹林，因此钾、镁、锌等矿物质成分很容易通过尿液排泄而导致机体缺乏。同时，由于在运动中热能消耗增加，而每增加1千卡（4.18千焦）热能，就需要0.5毫克维生素B_1做辅酶。如不及时补充，体内就很容易缺乏维生素B_1。因此建议高血压患者适当食用粗粮，或服用含维生素、矿物质成分的营养药物，平时多吃含钾多的香蕉、橘子、西瓜等水果和土豆、茄子等蔬菜，这对保持血压的稳定有一定好处。

◎运动要定时定量

运动时间要固定	三餐后1小时运动最佳（从第一口饭算起）

运动方式要固定	选择有氧的轻、中度运动，如气功、太极拳、快走、慢跑、健身操等。

运动量要固定	根据病情、年龄、体重，固定运动量，运动时间不宜过长。 **肥胖者：** 运动时间40~60分钟 **消瘦者：** 运动时间20~30分钟 **正常者：** 运动时间30~40分钟 **老年人：** 运动时间20~30分钟

◎什么情况下不宜运动

血压极不稳定的患者（收缩压大于180毫米汞柱）、高血压原因不明的患者和高血压引起的心、脑、肾、血管等严重的并发症患者，都不适宜运动。

◎运动外出时要携带"求助卡"

"求助卡"要写好姓名、病情诊断及家属联系人电话，以便出现特殊情况时，及时得到他人救助。

◎运动后要调整降压药

要定期监测血压变化，根据运动的效果，随时调整降压药的剂量。

◎运动要循序渐进、持之以恒

运动要循序渐进，运动次数应由少变多，运动激烈程度应由轻度缓慢增至中度。要做适合于自己的运动，要克服困难，坚持长期运动。

规则81 高血压患者不要去高海拔地区旅游

患有高血压的病人最好不要去高原地区旅游，以免发生高原高血压症。

高血压患者外出旅游，家人难免心中牵挂，而在旅行中因血压突然变化引起心力衰竭或脑卒中的病例也时有发生。那么，高血压患者可不可以去高原地区旅游呢？专家建议，患有高血压的病人最好不要去高原地区旅游。

为什么高血压患者不适合去高海拔地区

高原高血压症是指在平原地区血压正常，进入高原后才出现血压增高，舒张压在12.0千帕（90毫米汞柱），收缩压在18.7千帕（140毫米汞柱）或以上者。这种病人如返回平原，血压会恢复正常，病会不药自愈。但对于患有高血压的病人来说却很是危险。

高血压患者若合并冠状动脉疾病或心肌肥大，那么将比一般人更需要氧气，所以医生建议这类患者最好不要前往高山或高原地区旅游。

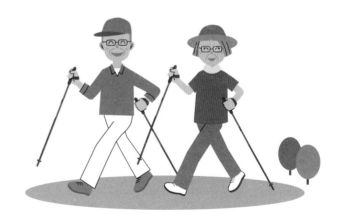

因为这些地方空气中的氧气浓度相对较低，容易造成人体全身组织缺氧，进而加重冠状动脉疾病与心肌肥大的症状。

同时，由于高山或高原地区天气寒冷，容易导致全身血管收缩，也会加大高血压患者罹患脑卒中的风险。

高原高血压的治疗

人到达高原初期，机体对低氧会产生急性应激反应，导致交感-肾上腺系统活动增强，血中可以促使血压增高的生物活性物质儿茶酚胺类增多，心排血量增加，周围小血管收缩，进而会引起血压升高。

血压正常的人进入高原后出现高原高血压症状，不必恐慌。早期轻症患者只要注意适当休息、防寒保暖、避免烟酒、低盐饮食，配用一些镇静剂，血压多可下降。同时要保证充足的睡眠、增强自身习服能力、定期复查血压变化、做好体检，若有一级以上高血压和心肾疾病者不宜留居高原。疗效不明显或并发症多、肾脑损害较重者要移往平原地区医治。

高血压人群旅游注意事项

◎旅游方式

现在国人旅游基本上分为自助游、随团游两大类。因跟团游属于快节奏的旅游方式，对于高血压患者的影响比较大，建议高血压患者选择自助游。但高血压病人不适合长途自驾游，自驾游会大量消耗体力，导致身体得不到足够的休息，有引发心、脑血管病发作的危险。

◎饮食注意

很多外出旅游的朋友，为了省事就吃快餐、腌渍食品、火腿肠，甚至把泡面当作主要食品。而高血压人群在旅游中要避免食用以上提到的食品，避免出现肠胃炎；同时，还需要注意吃新鲜的水果，保证每日的饮水量。

◎调整心态

在旅行中如果有纠纷可以找正规的渠道解决，不要与人争执，以免发生不测。特别是过激行为会导致高血压患者血压升高，引发冠状动脉粥样硬化性心脏病、脑卒中等。

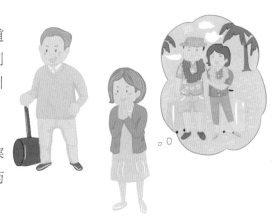

◎应急装备

高血压人群在旅游过程中还要注意防寒保暖、备好衣物，血压计、降压药和其他药品也要注意备用。

规则82 安全驾驶能够预防血压的急剧上升

司机开车时因为注意力集中，血压会增高。高血压患者很可能因此引发脑出血等问题，高血压患者开车必须比一般人更注意安全。

对于经常开车的高血压患者来说，在高速公路上，持续紧张会刺激交感神经兴奋，血压上升，血管痉挛收缩，血流减少而加剧心肌缺血缺氧。在城市里开车时，时常遇到路面拥堵的情况，人就很容易烦躁，遇到超车、违规时，不免怒从心头起，血液大量涌向心脏，导致血压猛然上升，此时恐怕早起吃的降压药也压不住蹭蹭上升的血压。

此外，以车代步后，很多人完全依赖汽车，长期开车总是保持一种姿势，血液流动缓慢，也特别容易增加血栓形成的概率。

高血压患者如何才能做到安全驾驶呢

❶高血压患者应该控制开车次数，每周开车时间最好不超过3天。如果在开车途中出现头晕、胸闷等症状，要及时将车停在安全区域，拨打120求助。最后还要提醒高血压者：平日应勤测血压，规律服用降压药。

❷在路况差、路面拥堵时要避免发火，可以唱唱歌、听听舒缓的音乐。大声唱歌时可以增强气体交换，给心肺提供更多的氧气。在堵车严重、空气流通不好的地方，少开车窗，大量尾气中的有害气体可能会对血管产生刺激，引起血管痉挛，诱发心脏病。

❸少开长途车，尽量缩短连续驾驶时间，每隔2~3个小时至少休息10~15分钟，并及时补充水分。

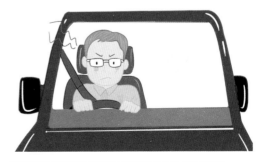

规则83 高血压患者穿衣宜"三松"

为了较好地控制血压，高血压病患者在衣服穿着方面也是有要求的。高血压患者穿衣讲究"三松"。

高血压人群穿衣注意事项

高血压患者在持续对症治疗的同时，认真注意自己的衣、食、住、行方面的各种问题也特别重要。关于高血压病人的穿衣问题，需要注意的还有以下几点。

忌衣穿单薄不保暖

冬天，高血压、心脏病患者的衣物都应该柔软、暖和，这是保暖防病的需要。最好穿轻便、保暖性能好的丝棉棉袄、棉裤，内穿毛线衣、裤，丝棉背心，必要时加护肩、护胸、护膝，以提高御寒能力，减少或避免发病。出门远行时，应适当多带衣服，以便途中气温骤变时，可及时添衣保暖。

忌衣被重压身体

高血压、冠状动脉粥样硬化性心脏病患者晚上睡眠时，不宜仰卧和在胸口盖压太重的衣被，同时也不宜将手压在胸口。因为这些情况都会压迫胸腔，影响心脏、血管的扩张和肺部的正常呼吸，而导致心肌缺氧，诱发心绞痛，严重的可因心肌梗死而在熟睡中猝死。

忌衣着紧束压迫，讲究"三松"

高血压、冠状动脉粥样硬化性心脏病患者的衣着宜宽松，切忌衣领过高过硬、紧束裤带和紧扣领口。否则会影响血液循环。并且长时间的压迫颈动脉，会造成脑缺血、缺氧，发生缺血性脑卒中。应该遵循"三松"原则，即衣领松、裤带松、鞋袜松。

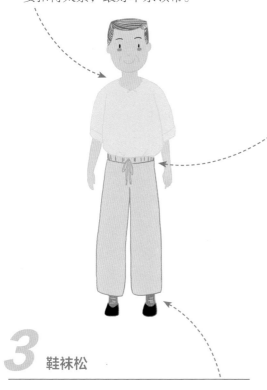

1 衣领松

位于人颈部两侧甲状腺上缘血管搏动处，黄豆大小、呈卵圆状的组织，就是颈动脉窦。颈动脉窦接近体表，对外来的刺激相当敏感。当它突然受到机械性压迫或牵拉时，便会产生反射，使血压下降、心跳减慢，导致脑部供血暂时减少或中断而发生晕厥。故高血压病人衣领要宽松，不要扣得太紧，最好不系领带。

"3松" 原则

2 裤带松

紧勒裤带是最容易被人们忽视的、人为地促进血压升高的因素。高血压病与动脉粥样硬化症常常伴随发生，而且动脉粥样硬化几乎涉及全身，其病理变化反应也是全身性的。以股动脉为例，其动脉粥样硬化时血管腔狭窄，若此时过分勒紧裤带，则会进一步增加腰以下部位血液流动的阻力。为了维持人体下半身正常的血液循环，心脏这个"动力泵"不得不提高功率，血压也就随之增高。这种血压突然升高，有时会产生严重的后果。对于鞋带、衣领以及手腕扣夹的表带等，都是同样的道理，均须注意宜松不宜紧，以自然、舒适为度。

3 鞋袜松

鞋子要宽松，太小太紧会妨碍脚部血液流动，造成血压升高。小而重的鞋，会妨碍脚部的血液循环。宜选择稍大一些、既轻便又保暖的鞋。此外，袜口宜松不宜紧，否则会阻碍小腿和脚部的血液循环，加重下肢水肿。

规则84 重度高血压患者不要洗冷水澡

对于重度高血压患者而言，洗冷水浴应格外慎重。

轻度高血压患者可以进行冷水浴

一般健康人洗冷水澡，培养成习惯之后，可以增强体质、预防感冒，对人体健康有很大的好处。正常情况下，当全身皮肤接触冷水时，皮肤血管会收缩，血液会进入内脏和深部组织，此时内脏血管扩张。

由于体表血管收缩，血压会略微升高，但稍后血管即扩张，大量血液又从内脏流向体表，血压很快恢复正常。血管在这种一张一缩的训练中，血管壁的弹性得到了很好地锻炼，有利于动脉硬化和高血压的防治。因此，轻度高血压患者是可以进行冷水浴的。

对于重度高血压患者而言，洗冷水浴应格外慎重

但是，对于重度高血压患者而言，洗冷水浴应格外慎重。研究发现，人将手浸入冰水中1分钟后，血压会升高。不少高血压患者对冰水浴反应强烈，易导致血压上升，诱发脑出血或心力衰竭等疾病的发生。因此，重度高血压患者最好不要进行冷水浴。

高血压患者宜洗温水浴

一般来说，水温过高与过低都会引起皮肤血管的收缩，从而使血压上升。只有温水能够减轻高血压患者的交感神经兴奋性，有助于降低血压。但高血压患者在享受温水浴时，也应注意下列事项：

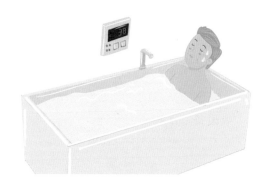

◎饭后不宜立即洗温水浴

因为吃饭后，会有大量的血液流向消化系统，如果高血压患者饭后马上入浴，会因皮肤血管的扩张和血流量的增加导致大脑和心脏的供血减少，容易发生心、脑血管意外。

◎洗澡时动作不宜过快、过猛

高血压患者的血管都有不同程度的硬化，如果动作过快、过猛，容易发生脑血管意外或心肌缺血。这一点，老年高血压患者尤其要注意。

◎洗澡时间不宜过长

特别是在使用煤气、天然气等热水器的浴室内，洗澡时间如果过长，氧气含量会明显下降，二氧化碳的含量则明显上升，容易诱发心绞痛。

◎酒后或疲劳过度时不宜洗澡

酒后洗澡可使血液中的葡萄糖因全身活动和血液循环加快而大量地被消耗，同时，酒精还会妨碍血液中葡萄糖含量的恢复。因此，酒后洗澡易引起休克，甚至危及生命。

◎不宜到公共浴室去洗澡

公共浴室的水温通常都比较高，明显超过体温，而且一般的公共浴室通风设备都比较差，会让人觉得闷热、呼吸不畅。在这种环境下，血压会明显上升，甚至造成不良后果。

规则85 高血压患者不要久看电视

据柏林心血管病中心研究所报告，所有高血压病人在看完电视之后，血压均上升，大约有1/3的患者的血压直至次日还不能恢复到原有水平。

看电视血压会升高吗

随着电视的普及，如今看电视已成为人们业余文化娱乐生活的重要内容。然而，电视却给人体健康带来不容忽视的影响。

◎**看电视会出现升压反应**

有研究表明，长时间看电视，可引起机体耗氧量增加、神经系统疲劳及感官能力减退，使人的工作效率下降，连续看电视5个小时以上时，血压明显升高，称之为升压反应。

◎**高血压患者升压反应持续时间长**

一般健康人在看过电视后不久，升压反应即消失，血压很快便恢复正常，但高血压病患者的升压反应却可持续10～15小时，少数人还会出现颅内刺激症状，甚至诱发脑卒中或急性心肌梗死等。

看电视的注意事项

关于看电视引起升压反应的机制尚在探索之中。根据初步研究结果认为，造成升压反应的原因，除了精神情绪上的应激反应（尤以紧张、恐怖及悲伤的情节画面影响为著）和电视机的辐射之外，闪光、声音的刺激亦是重要因素。

为了您的健康和安全起见，不论是高血压病人还是正常健康人看电视时均须注意以下几个问题：

1 每次持续看电视的时间不应过长，通常以不超过2小时为宜。中途当休息片刻，到室外走走、眺望远方、活动肢体、呼吸新鲜空气。

2 看电视时，室内光线不宜太暗，最好是有较弱的侧光照明。

避免电视画面跳跃、闪烁，少看惊恐、悲切的情节，高血压病患者以不看为宜。

 看完电视后若有不适反应时，应及时节制，以免造成不良后果。

5 看电视的距离以距电视机1.5 米（20 英寸）为度，眼睛视线的水平以高于电视机屏面中心13° 为宜。

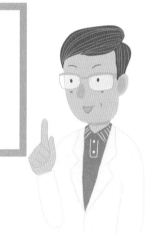

在看电视之前，可适当服降压药或镇静药，大悲大喜或惊险紧张的电视节目最好不看。看电视的时间不要过长，以一小时为宜。饮酒或生气后不要看电视。看电视时出现头晕、头痛应立即休息。

高血压患者不要趴在床上看电视

有的人喜欢趴在床上看书、看电视，这对于没有高血压的人来说问题不大，但对于患有高血压的人来说则是一件很危险的事。

由于长时间趴伏压迫腹部肌肉，影响人的呼吸，再加上腹部受压和腹肌收缩，容易导致血压骤升而发生意外。

因此，高血压病人，尤其是年龄较大者，应禁止趴着看书、看电视。

规则86 睡眠性高血压患者最好右侧卧睡

高血压患者经常在睡觉时或睡醒后出现血压升高的现象，这种现象称为睡眠性高血压。睡眠性高血压患者多患有阻塞性睡眠呼吸暂停综合征，该病常发生在爱打鼾的人身上。

什么是睡眠型高血压

健康人睡眠时的血压变化呈现"杓形"曲线样改变，即随睡眠的开始血压逐渐下降，待早晨醒来时又恢复到日间水平。睡眠性高血压患者常在睡眠时或睡醒后血压升高，其发病原因与睡眠时呼吸浅慢、呼吸暂停、心率快慢波动等有关，多出现在患有阻塞性睡眠呼吸暂停综合征的人身上。而长期的睡眠高血压使患者收缩血管的肌肉增厚，逐步发展为白天血压升高，成为高血压病患者。

对睡眠性高血压的治疗

主要是矫正气道阻塞所致的呼吸暂停。一般在气道梗阻解除后，大多数病人的血压会明显下降，甚至降至正常。

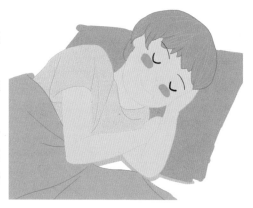

因此，睡眠性高血压患者睡眠时应取右侧卧位，尽量避免或减少打呼噜、憋气，保持呼吸道通畅，以免呼吸暂停而致血压升高。同时还应注意睡前勿吸烟、不喝酒、不服安眠药。一旦发生睡眠性高血压，要及时到医院诊治。

有必要的情况下，使用微型无创的睡眠呼吸装置或其他特定治疗手段，通过睡眠监测确诊睡眠缺氧和睡眠高血压，做出明确的诊断是治疗的必要前提。

如果症状较重，患者可进行手术治疗。临床上用于治疗睡眠性高血压的手术方式主要有：鼻息肉摘除术、鼻中隔矫正术等。这些手术措施都有改善呼吸道狭窄，使气管内气流通畅的作用。医生会根据患者的不同症状为其选择不同的手术方式。

规则87 高血压患者不要长时间卧床休养

有些高血压患者会陷入一种认识误区，以为多睡觉、多卧床休息、减少活动量的消耗，就会有利于身体的恢复。其实这种看法是错误的。

长期卧床会造成体力下降

高血压是一种慢性病，会使身体器官功能日趋衰退。有些人患病后，就常常躺在床上、焦虑不安、思想过度紧张，甚至整天唉声叹气、情绪低落，这种情绪本身就不利于平稳血压。另外，由于脑组织要消耗大量的葡萄糖、氧气、脑卵磷脂、氨基酸等能源物质，如果长期卧床，会造成大脑暂时的营养不足，以致产生头晕、浑身乏力等症状，造成体力下降。

长期卧床还会导致其他疾病的发生

1 长期卧床会降低胃肠功能，导致食欲不振等症状，对疾病的治疗非常不利。

2 如果人的肢体总是不活动，可能造成肌肉萎缩、骨骼变脆和关节灵活性下降，最后导致肢体僵化。

3 患者长期卧床不动，血液循环会变得缓慢，而血液是为身体组织器官供给营养、供给氧气的，如果循环不通畅，会使健康受损，还会导致其他疾病的发生。

4 一般人的身体内分泌比较均衡，通常是白天较高，夜间较低。如果总是睡觉，就会扰乱生物钟，扰乱内分泌系统的正常功能。如果能经常外出活动，使新鲜氧气参加人体的生化代谢活动，对身体健康有好处。

总之，高血压患者不宜睡懒觉或整天待在室内甚至卧床不起，而要根据个人情况进行力所能及的活动。大量事实证明，患者每天坚持每次20分钟的户外活动3次，就能明显改善身体各器官功能。

规则88 高血压患者多按摩头部可促进脑循环

　　头部是人体阳经聚集的部位，对控制和调节人体的生命活动起着极其重要的主导作用。专家表示，高血压患者经常按摩头部能够促进血液的循环，增加脑部血流量，预防血压骤然升高。患者可经常梳头、按摩头面、推发等。

梳头

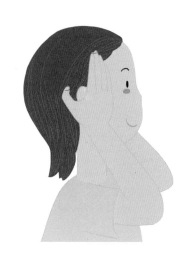

　　梳头方法是每天早、中、晚各梳头一次，用力适中，头皮各处全部梳理一遍，每次2～3分钟。推发是两手虎口相对分开放在耳上发际，食指在前，拇指在后，由耳上发际推向头顶，两虎口在头顶上会合时把发上提，反复推发10次，操作时稍用力。两掌自前额像梳头样向脑部按摩，至后颈时两掌手指交叉以掌根挤压后颈。

按摩头面

　　先将双手搓热，从额部经颞部沿耳前抹至下颌，反复20～30次后再用双手四指指腹从印堂穴沿眉弓分抹至双侧太阳穴，反复多次，逐渐上移至发际。印堂穴稍加压力以局部产生温热感为度。

常见降压的特效穴位

　　取穴： 风池穴位于额头后面的大筋的两旁与耳垂平行处。
　　手法： 用双手拇指按揉风池穴，按顺时针方向旋转，每旋转1周为1拍，共需做32拍。此法的疗效是清脑提神、明目降压。

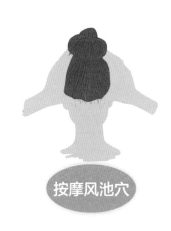

按摩风池穴

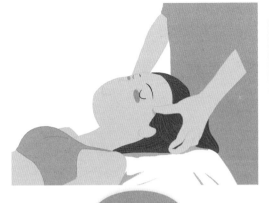

取穴： 太阳穴位于耳廓前面、前额两侧、外眼角延长线上方。

手法： 用手指按着太阳穴，按顺时针方向旋转，每旋转1周为1拍，每次至少做32拍。此法的作用在于清脑明目、疏风解表、止头痛。

按揉太阳穴

手法： 两手五指自然分开，用双掌上的小鱼际从前额向耳后按摩，每行走1次为1拍，共需做32拍。此法的功效在于能平肝息风、疏经通络、降血压、清脑。

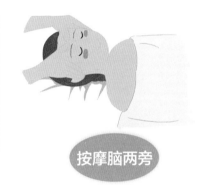

按摩脑两旁

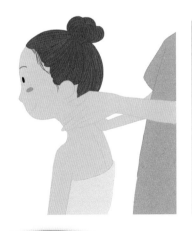

取穴： 位于颈部，从锁骨头起自锁骨内1/3上缘。

手法： 用左手掌上的大鱼际擦抹右颈部胸锁乳突肌，然后再用右手掌擦抹左颈，1次为1拍，共需做32拍。此法的妙处在于能解除胸锁乳突肌的痉挛，并能起到降低血压的功效。

按揉胸锁乳突肌

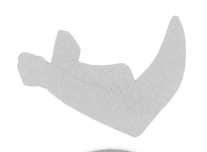

取穴： 位于肘横纹外侧端，屈肘，在尺泽与肱骨外上髁连线中点。

手法： 先按揉右肘曲池穴，再按揉左肘曲池穴，两手各按揉1圈为1拍，共做32拍。此法的好处是能清热、降压。

按揉曲池穴

取穴： 内关穴位于前臂掌侧，腕横纹上2寸，掌长肌腱与桡侧腕屈肌腱之间。

手法： 大拇指按揉内关穴，先揉左手后揉右手，呈顺时针方向按揉，每按揉1周为1拍，共做32拍。其功效是舒心开胸。

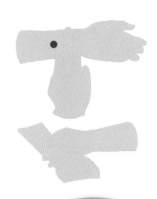

按揉内关穴

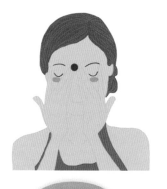

按摩印堂穴

取穴： 位于人体的面部，两眉头连线中点。

手法： 双手食指弯曲，用食指的侧面从两眉间印堂穴沿眉抹到太阳穴处。至少做10遍。

规则89 高血压患者要坚持测量血压

对于高血压病患者来说，平时血压的水平和波动情况，只有通过日常监测才能了解。而且日常血压水平对于调整治疗用药，以及估计高血压对心脏和脑血管的影响，都比在医院门诊随机测定的结果更有价值。

高血压患者自测血压的重要性及其参考价值

1 日常坚持测血压是控制血压的基本手段之一

高血压患者在家坚持测血压能够尽早发现假性高血压。具体方法是，每天的早晨和晚上在相同条件下各测一次，并将测量的血压值记录下来，而不是觉得不舒服的时候才去测血压。需要注意的是，平时自测血压可了解身体状况，但一年之中至少应由医生测量2～3次。应由医生判定血压的测量结果。

2 将血压值记录成表格并主动出示给医生

高血压患者应该将每日测量的血压值制成表格，当去医院检查时要随身携带以便出示给医生。这样做的好处是因为在医院检测出的血压值不是最准确的血压值，真正准确的血压值是每天在家测量的数值，也是医生诊断病情的重要依据。所以，坚持将每日的血压值记录下来是重要的习惯。

3 坚持写血压记录

高血压患者每天记录血压时，除了记录血压值外，还需要将与血压有关的相关事情记录下来，这样有助于发现一些潜藏的问题。

血压与生活息息相关，身体状态又与血压相关，日常生活中要多关注这些相关性，增强自身的降压意识，养成良好的测血压习惯，这样就可以发现自己血压波动的规律，从而能更好地控制血压，减少因为血压骤升所致的心脑血管事件的发生，减少并发症，提高生活质量。

测量血压的环境

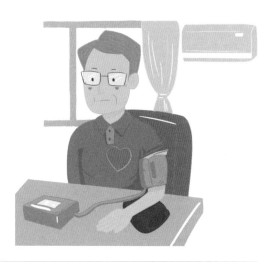

❶尽可能在温暖、安静的环境中测量。

❷测量前安静地待数分钟。

❸松开领带，脱去衬衫。

❹测量之前，先上厕所。

❺血压计缠臂的部分应该与心脏在同一高度。

❻心情确实难以平静时，做几次深呼吸后再重新测量。

❼服用降压药期间，遵照医生指示，在站立或侧卧状态下进行测量。

测量血压的5个关键点

一般来讲，血压变化在一天里有5个关键的时间点。

★一是清晨刚刚醒来，但未起床前，这个时间点可以反映一天血压的峰值；

★二是上午10点左右，这个时间点可以反映服药后的血压变化；

★三是下午2~3点，这个时间点可以反映血压的反跳，因为很多高血压病患者服用药物后，上午时间血压控制还可以，到了下午血压就开始升高，而血压升高的时间多在下午2~3点；

★四是晚饭前后，具体时间就是下午6点左右，这个时间点可以反映服用降压药后血压的控制情况；

★五是睡觉前，具体时间是晚上10~11点，这个时间点可以大致反映血压在夜间的变化。

家庭日常自测血压记录表

周数	天数	日期	早上6～9点（毫米汞柱） 第1次 高	低	第2次 高	低	第3次 高	低	早上血压平均值（毫米汞柱）高	低	晚上6～9点（毫米汞柱） 第1次 高	低	第2次 高	低	第3次 高	低	晚上血压平均值（毫米汞柱）高	低	一天血压总均值（毫米汞柱）高	低
1	1																			
	2																			
	3																			
	4																			
	5																			
	6																			
	7																			
2	1																			
	2																			
	3																			
	4																			
	5																			
	6																			
	7																			
3	1																			

	2	
	3	
3	4	
	5	
	6	
	7	
	1	
	2	
	3	
4	4	
	5	
	6	
	7	
	1	
	2	
	3	
5	4	
	5	
	6	
	7	

注：正常血压范围，高压 <130 毫米汞柱，低压 <85 毫米汞柱；一次测完静待 2 分钟后再测下一次。

规则90 高血压患者应该就诊于同一个医生

有些高血压患者发现自己的血压控制不好就开始频繁地换医生看病，其实这对控制高血压极其不利。

高血压患者就诊同一个医生的必要性

高血压不仅仅需要药物治疗，还需要医生的生活指导，就诊于同一医生对高血压患者显得十分重要。

高血压的治疗是一个长期的过程，而且与家族病史及其他疾病相关，所以让同一个医生为自己看病显得很有必要。同时，医生还可以为患者提供饮食、生活、运动等方面的建议。长期服用降压药的患者经常担心服用其他药物时会不会发生相互作用，而你的医生将会给你提出最安全的服药意见。

高血压患者如何找到适合自己的医生

那么，高血压患者如何才能找到适合自己的医生呢？

一般来讲，如果是在体检中发现高血压的，这时医生的诊断一般是不太准确的。应该找一个时间再去医院内科接受医生的检查，再测定一次血压，因为血压升高也可能是由于情绪紧张或者不安造成的。

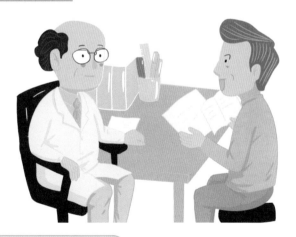

高血压患者选择医生的诀窍

选择愿意仔细聆听过去病史的医生。

选择不会一次就诊就立即用药的医生。

选择会做高血压鉴别诊断并评估病情轻重程度的医生。

选择会仔细检查家庭测量血压记录的医生。

选择诊断之后会为患者详细说明治疗方针的医生。

规则91 注意检查眼睛，谨防眼底改变

高血压眼病病人中约70%有眼底改变。眼底病变阳性率与性别无关，但与病人年龄有比较密切的联系，年龄愈大阳性率愈高。临床常见的呈慢性经过的高血压病患者中，眼底病变阳性率与病程长短呈正比，病程时间较长者，眼底病变阳性率亦较高。

高血压眼病的病因

原发性高血压性视网膜病变是由于高血压引起。眼底病变的程度与高血压时间长短及其严重程度密切相关。随着血压得到控制，眼底出血、渗出等病变也逐渐好转。

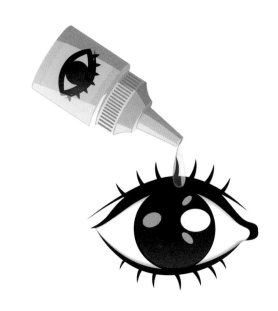

高血压眼病的临床表现

高血压眼病以视网膜动脉收缩乃至视网膜、视乳头病变为主要表现。

在高血压病早期，眼底检查大都是正常的。当高血压发展到一定程度时，视网膜动脉可出现痉挛性收缩，动脉管径狭窄，中心反射变窄。如血压长时间增高，视网膜动脉可发生硬化，动脉发生银线反应，动静脉出现交叉征。

随着病情的发展，视网膜可出现出血、渗出、水肿，严重时出现视神经乳头水肿。时间长久，这些渗出物质就沉积于视网膜上，眼底出现放射状蜡样小黄点，此时可引起病人的视觉障碍，如视物不清，视物变形或变小等。

由高血压引发的眼部并发症

高血压眼病是一种由高血压引起的常见疾病。如不重视的话，则会引发下列并发症：

眼底出血

这种情况往往发生在患高血压病、动脉硬化症、糖尿病的病人。尤易发生于原有高血压的病人。还可继发于视网膜静脉阻塞、视网膜静脉周围炎等疾病。主要表现是视力下降、眼前黑影飘动，严重的可出现视力突然丧失。

急性闭角型青光眼

多见于老年妇女，患者可出现剧烈的头痛、眼痛、恶心、呕吐、视力骤降，看灯光出现"彩虹"。有的还可出现发热、怕冷等症状。容易被误以为是胃肠道疾病或感冒。

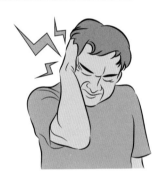

视觉衰退

近视、干眼症、结膜炎的发生率大大上升，出现眼睛干涩、发红、有灼热感或异物感、眼皮沉重、眼痛、头痛、视力下降等症。

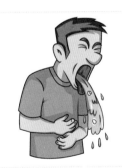

高血压眼病的护理

要保证大脑的血液循环，保证血液流动的通畅。观察患者有无头痛情况，是否伴有头晕、耳鸣、恶心、呕吐等症状。

2 适当的有氧锻炼，促进血液循环。比如：散步、活动手脚等，但活动的时间不能过长，30~60分钟为宜；运动量不宜过大，避免激烈运动引起血压升高。另外，在生活中还要避免任何需要突然用力的行为，如突然从地上搬起重物、用力咳嗽等。

3 平常保持平和的心态，不要轻易生气、情绪波动过大，保证睡眠。

4 对于严重影响视力功能的患者，做好心理护理的同时，注意患者日常生活的安全，要有人陪护。

高血压眼病的饮食保健

宜吃食物

▶ 多吃一些蔬菜、水果，尤其是深色蔬菜，建议每天吃新鲜蔬菜不少于400克，水果100~200克。

▶ 适当增加海产品摄入，如海带、紫菜、海产鱼类等。

▶ 多吃含钾、钙丰富而含钠低的食品，如土豆、茄子、海带、莴笋。含钙高的食品有牛奶、酸牛奶、虾皮等。少吃肉汤，因为肉汤会促进体内尿酸量的增加，从而加重心、肝、肾脏的负担。

▶ 多吃含维生素C丰富的食物。维生素C含量较高的食物有：菜花、苦瓜、油菜、西红柿、豆芽、土豆、萝卜、柑橘、橙、草莓、山楂、苹果等。

忌吃食物

▶ 控制主食及脂肪摄入量，尽量少吃或不吃糖果点心、甜饮料食品等高热能食品。

▶ 减少烹调用盐量，尽量少吃酱菜等腌渍类食品。

▶ 少吃肥肉及各种动物性油脂，控制动物性油脂的摄入。

▶ 忌食寒凉、油炸及辛辣刺激食物等。

规则92 高血压患者不要自行停药、换药

高血压是一种慢性疾病，特别是中晚期高血压病患者，如果自行停药、换药很容易会导致病情反复，甚至出现心脑血管意外事件。现代社会高血压患者因随意停药加重病情，甚至死亡的案例屡见不鲜。

高血压患者用药误区一

血压正常，就不用再吃降压药了

在临床上经常遇见高血压病人，特别是新发现高血压的病人，经常自以为是地认为："我血压正常了，哪还需要吃药？"他们不知道，高血压患者其实是自己身体对血压调节的系统出问题，不能调节血压了，才出现血压持续升高。吃降压药，只是降低血压，并不能恢复病人身体对血压的调节功能，所以一停药，血压还是会升高。有少数情况，病人停用降压药后，血压也不再升高，这种情况是因为病人受刺激或服用某些药物等引起血压暂时性升高，其血压调节系统没有出现问题，当引起血压升高的因素消除后，血压自然也会恢复正常，而并不需要服用降压药。所以对于新发现高血压的患者，先不要急于服用降压药，最好找出原因，先进行生活饮食调理。2~3个月后、血压仍不能正常者，再开始用降压药。

高血压患者用药误区二

是药三分毒，吃降压药会产生依赖性

一旦开始服降压药就不能停药，所以不管血压是否恢复正常都不要停药。前面已谈过，高血压是因为身体调节功能出问题，是你自己的身体需要你服用药物，而不是药物有成瘾性。高血压对身体的危害很大，可引起脑、肾功能损害，如脑卒中、肾衰竭等。服降压药是对这些重要器官的保护，而且高血压对这些器官的危害不是以感觉为标准，就算你一点症状都没有，只要你的血压是高的，都会对身体产生损害。总之，高血压不能随意停药，否则容易出现严重后果。但误诊后服药、高血压发生并发症后血压偏低和长期坚持健康的生活方式后血压恢复正常时，可在医生指导下正确停药。不符合停药要求的高血压患者应坚持药物治疗。

规则93 "降压药+叶酸"可防并发症——脑卒中

国内外研究发现，当叶酸摄入不足，血浆同型半胱氨酸升高，脑卒中危险性会增大。

什么是叶酸

叶酸是一种人体不能直接合成的水溶性B族维生素，因此，人体代谢所需叶酸需要人们从吃的食物中摄取。当食物中缺乏叶酸时，血浆同型半胱氨酸（HCY）的代谢会受到影响，造成血液中HCY堆积，即血浆高HCY。我国学者将有高HCY的高血压命名为"H"型高血压。研究表明，同型半胱氨酸增高，可引起血管平滑肌细胞增生和迁移，血小板聚集，使血栓形成。国内外研究亦发现，当叶酸摄入不足，血HCY升高，脑卒中危险性增大。

国内H型高血压人数显著多于国外

中国人吃蔬菜习惯煎炒烹炸，较少生食，这会破坏蔬菜中的叶酸，导致体内叶酸缺乏，进而引起HCY水平升高。这一习惯也导致我国"H"型高血压人数显著多于国外。中国疾病预防控制中心数据显示，我国高血压患者已超过3.3亿，其中绝大多数都属于"H"型高血压。这一特点使得患高血压的国人脑卒中风险大幅增加，必须引起足够重视。

补充叶酸，防治心血管疾病

通过补充叶酸有效降低HCY水平，可以在一定程度上起到预防脑卒中发生的作用。研究显示，在没有强化补充叶酸的人群中，补充叶酸可以降低23%的血浆总HCY水平，如果合用维生素B_{12}，则可以降低30%。目前已知降低HCY最安全有效的方法是补充叶酸，全球51个国家已采用在面粉中添加叶酸的方法，为全民补充叶酸，但这一方式在我国却较难实施。因为国内很多人，尤其是南方人不以面食为主，而在大米中又很难强化添加叶酸。因此，更适合我们的方法是在心脑血管常用药物，特别是基本药物中加入叶酸，以达到较好的补充叶酸的效果。

高血压患者如何补充叶酸

高血压患者补充叶酸的最好的方法同样是服用降压药与叶酸的合剂，但目前这类药物只有依叶片一种，尚未进入普及阶段，相信以后会更多此类合剂。就现状来说，高血压患者可以每天服用适量叶酸片补充叶酸。临床上，叶酸补剂分为两种，一种为大片，供缺叶酸性贫血患者服用，另一种为小片，每片0.4毫克，供孕妇在孕期补充叶酸。高血压患者在服用时，应选择孕妇用小剂量叶酸，每天两片即可。

通过食用含叶酸的食物补充叶酸

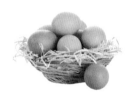

蛋类

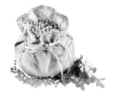

豆制品

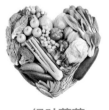

绿叶蔬菜

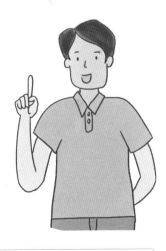

叶酸的常见食物来源：动物的肝和肾、豆制品、甜菜、蛋类、鱼、绿叶蔬菜、全麦制品等。

规则94 选择有预防心、脑、肾等并发症作用的降压药

理想的降压药是既能降压又廉价，而且没有副作用或副作用较小。具体来说，理想的降压药应能有效地降低血压，且每天只口服一次，价格比较便宜，副作用较小，没有增加其他心脑血管危险因素的副作用。

如何选择降压药

有些高血压药物带来副作用，让患者在服药期间容易水肿、心悸、颜面潮红，轻者导致患者容貌、体型改变，重者使患者生活质量下降，有的还会损害心、脑、肾器官。因此，选择降压药物有如下考量因素：

▶ 是否能有效平稳降压。

▶ 该药物是否兼具心、脑、肾等靶器官保护作用。

▶ 副作用是否影响生活质量，患者是否耐受。

降压药分类

利尿剂降压药	利尿剂有利于肾脏排出体内的钠盐和水分，从而治疗高血压。利尿剂也能引起血管的扩张。副作用为会导致低钾血症等。使用利尿剂的同时，应该补钾和使用保钾制剂。利尿剂适用于老年人、肥胖者、有肾衰或心衰的高血压病人。利尿剂是最常用的一线降压药。
肾上腺素受体阻滞剂降压药	最常用的为β受体阻滞剂，如美多心安。通过阻断交感神经系统起作用，特别适用于年轻人及发生过心肌梗死、有快速性心率失常、心绞痛的高血压病人，这类抗高血压药同时用于治疗心绞痛、心肌梗死等。

钙拮抗剂降压药	钙拮抗剂使血管扩张达到治疗高血压的目的，适用于老年高血压病人和伴有心绞痛的高血压病人。研究显示，使用短效钙拮抗剂有可能增加发生心肌梗死的危险性，但尚无证据显示使用长效制剂有类似危险。这类降压药常见副作用是服用后出现头痛、面部潮红、踝部水肿。
血管紧张素转换酶抑制剂降压药	血管紧张素转换酶抑制剂通过扩张动脉血管来降低血压，特别适用于年轻人及心力衰竭、有蛋白尿或服用其他抗高血压药出现较多副作用的高血压病人，具有保护靶器官的作用。常见副作用为服用后出现干咳。
血管紧张素II受体阻滞剂降压药	血管紧张素II受体阻滞剂与血管紧张素转换酶抑制剂有类似作用机制，但更加直接、全面，是最新一类的降压药，如科素亚。实验证明科素亚对并发心力衰竭、糖尿病、肾损害及合并左心室肥大的高血压病人有明确的保护靶器官的作用。其副作用与安慰剂类似，特别适用于使用其他降压药有副作用和有心肾功能损害的高血压病人，能够提高高血压病人的治疗顺应性。

常用的降压药

1 蛇根碱（利血平）

该药物是一种生物碱，利血平能降低血压和减慢心率，作用缓慢、温和而持久，对中枢神经系统有持久的安定作用，是一种很好的镇静药。广泛用于轻度和中度高血压的治疗，可用于伴有心率加快、精神紧张的高血压病患者。

不良反应

因其属于儿茶酚胺耗竭剂，可致迷走神经相对亢进，而出现缩瞳、鼻塞、心率减慢，可引起胃肠蠕动增强导致腹泻，还可引起胃酸分泌增加导致消化道溃疡加重或消化道出血、穿孔，长期服用可出现疲倦、乏力、嗜睡、抑郁甚至精神错乱。

注意事项

倘若服药期间出现凌晨失眠（抑郁症的先兆），应立即停药。绝经期妇女服药后可增加乳腺癌的发病率，男性患者服用可引起阳痿。

目前，市场销售的复方降压片、降压灵片中就含有利血平，故老年人、绝经期妇女、有精神疾病的患者以及消化道溃疡患者最好不用这些药。

2 硝苯吡啶（心痛定）

钙离子阻滞剂，可抑制心肌和血管平滑肌细胞的钙内流，松弛血管平滑肌，从而使外周血管的阻力降低，使血压下降，同时还能够扩张冠状动脉，缓解冠状动脉痉挛，增加冠状动脉的血流量，适用于治疗严重顽固性高血压和高血压危象，特别适用于伴有肾功能不全或心绞痛的高血压病患者。

不良反应

少数患者服用后可出现头晕、面色潮红、恶心、呕吐等醉酒样反应，有人还可出现心悸、舌根麻木、口干、发汗、食欲不振等不良反应。

注意事项

应特别注意的是，该药不宜与倍他乐克或普萘洛尔等 β 受体阻滞剂合用，以免出现心力衰竭或发生严重低血压。

3 倍他乐克（美多心安）

该药能选择性地阻断心脏 $β_1$ 受体，使心率减慢、心排血量减少、收缩压下降，降压效果迅速而显著，适用于轻、中度高血压病患者。

不良反应

服药期间可能出现胃部不适、眩晕、头痛、疲倦、失眠、噩梦、心动过缓、心功能不全、房室传导阻滞等不良反应。

注意事项

.哮喘病人不宜大剂量应用，应用一般剂量时也应分为3~4次服用。 心动过缓、糖尿病、甲亢患者及孕妇慎用。 肝、肾功能不全者慎用。

4 普萘洛尔（心得安）

该药为非选择性β受体阻滞剂，是降血压的常用药物。

不良反应

因β受体广泛分布于机体各系统器官，因此不良反应较多。

支气管方面，可引起支气管痉挛，以致呼吸困难，诱发哮喘，故支气管哮喘患者应禁用。血管方面，可引起鼻黏膜微血管收缩，故忌用于过敏性鼻炎患者。大剂量应用（每次80毫克，每日3次）会出现肢端供血不足、发冷、疼痛，故外周血管功能不良者需要慎用。胃肠道方面，可引起恶心、呕吐、腹泻、腹胀等症状，但一般较轻，无需停药。血糖方面，用胰岛素控制血糖的糖尿病患者使用普萘洛尔时，可引起不易察觉的低血糖反应而导致严重后果。心脏方面，可诱发心力衰竭或心脏传导阻滞，有心功能不全、房室传导阻滞、心动过缓者应忌用。中枢神经方面，可引起疲倦、眩晕、失眠、多梦、幻觉等症状。

注意事项

睡前不宜服用该药。停药方面，长期服用心得安后骤然停药时，可诱发心绞痛，长期服药者必须逐渐减量后缓慢停药。

5 氢氯噻嗪（双克）

该药为排钠利尿药，降压效果明显，是轻度高血压病患者的首选药物，其他类型的高血压常以此药作为基础降压药。

不良反应

长期服用该药可出现恶心、呕吐、皮疹、紫癜、血糖升高、血氨升高、血尿酸升高及血钾过低等不良反应，并能增加心肌梗死的发生率。

注意事项

因此，高血压并发糖尿病、痛风、心肌梗死、心律失常、肝功能不全的患者及孕妇应慎用。复方罗布麻、复方降压片等降压药物中都含有氢氯噻嗪，故患者在选用时应加以注意。

规则95 高血压合并糖尿病患者需强化降压

高血压与糖尿病均为最常见的心血管疾病危险因素，高血压合并糖尿病的发病率很高，强化降压可使此类患者获得较大的益处，目标血压应为130/80毫米汞柱或者更低。同时，强化非药物治疗亦很重要。

强化降压比强化降糖更获益

糖尿病人群中高血压的患病率是普通人的1.5～3倍。荷兰学者曾报道75岁以上的糖尿病患者高血压发生率为60%，当糖尿病并发广泛肾损害时几乎100%伴有高血压。多数糖尿病患者血压超标，同时有20%左右的高血压患者患有糖尿病。我国高血压人群中糖尿病的患病率是正常血压人群的1.5倍。高血压与糖尿病并存使并发症的发生率明显升高。

高血压合并糖尿病的患者其脑梗死、冠状动脉粥样硬化性心脏病、糖尿病肾病的患病率明显高于糖尿病不合并高血压的患者，糖尿病靶器官损害与血压节律异常相关联。这些患者往往同时存在高血脂、高血压、微血管病变等，还可能并发自主神经紊乱和心血管疾病。

强化降糖可显著减少微血管病变事件，但不减少大血管病变事件。高血压是糖尿病患者发生大血管及微血管病变的独立危险因素，因此两病合并患者需要强化降压。

高血压合并糖尿病如何用降压药

▶ 血管紧张素Ⅱ受体阻滞药氯沙坦（科素亚）可升高脂联素水平，改善胰岛素抵抗，增加胰岛素敏感性，能预防和减少高血压患者新发糖尿病的风险，并且不良反应少。血管紧张素Ⅱ受体阻滞药能控制糖尿病患者肾病进展，延缓2型糖尿病患者蛋白尿发生，是高血压合并糖尿病患者的首选降压药。

▶ 血管紧张素转换酶抑制剂和钙离子拮抗剂的联用，除增加降压效果外，还具有加强肾脏保护的功能，而对糖代谢无不良影响，故特别适用于高血压合并糖尿病的患者。

规则96 高血压患者要定期进行体检

已被确诊的高血压患者需要进行定期检查，以便随时掌握自己的身体状况。这是因为血压对身体的危害是全身性的，高血压常合并其他慢性病，通过一些体检可以判断是否有隐藏的并发症。

高血压病患者的临床检查有血液检查、尿液检查、心电图、胸部 X 线摄影、肾盂摄影等，诊察有心肺的听诊、上肢和下肢的血压测定、体位改变的血压变动、腹部和颈部的血管有无杂音、眼底检查等。

◎测量血压

两侧血压经过测量后做对比，如果两侧血压的差值大于20毫米汞柱，患者容易患上动脉粥样硬化或阻塞。

◎尿常规

尿常规异常，提示可能存在肾小球肾炎、慢性肾盂肾炎等造成的继发性高血压。若尿中伴微量蛋白尿，提示高血压合并肾脏早期损害，治疗重点除降压外，应改善肾功能。

◎血生化检查

血生化检查包括血钾、血钠、血糖、血脂等方面的检查，主要是为了检测患者的肝肾功能，以便能根据具体情况选择降压药物。

◎心电图检查

血压的升高会增加心脏的工作负荷，容易引起心律失常、心肌梗死等心血管疾病。利用心电图检查可检查心脏是否肥大、脉搏是否不规则、有无冠状动脉粥样硬化性心脏病和心肌梗死等。

◎血肌酐

高血压伴肌酐异常提示患者肾功能出现异常，显示高血压处于高危或极高危状态。若伴尿毒症时，单纯药物降压效果差，需要辅助透析治疗。

◎血脂

如果异常，则提示高血压可能并发冠状动脉粥样硬化性心脏病、脑梗死等，易诱发心脑血管恶性事件。建议这部分患者详细检查，即使检查后未发现心脑血管疾病，也应给予降压调脂治疗，否则并发冠状动脉粥样硬化性心脏病、脑卒中的概率会增加。

◎空腹血糖

这个检查的意义在于及时发现糖尿病，若患者存在糖尿病肾病，初诊高血压可能是糖尿病造成的。高血压合并糖尿病的患者发生心血管危险的概率是普通人群的4~8倍，总死亡率较普通人群增高4~5倍。

◎眼底检查

了解视网膜的动脉变化，就可以了解高血压病外周小动脉硬化的程度。高血压性视网膜病变能反映高血压的严重程度及客观反映外周小血管病变的严重程度。眼底检查对临床诊断、治疗及估计预后都有帮助。

◎脉波检查

脉波检查是为了确认末梢动脉的血流是否顺畅。将脉波计连接在食指上，可捕捉到流经食指末梢的血液，也可和心电图连动进行检查。

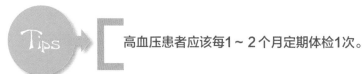

Tips → **高血压患者应该每1~2个月定期体检1次。**

规则97 高血压患者吃药要按时

与吸毒形成的药物依赖不同，降压药的使用不会产生药物依赖，它只是有效地帮助人体降低血压。因此不要害怕吃降压药会形成依赖，吃药要遵医嘱。

降压药要按时吃

有的人认为"是药三分毒"，降压药能不吃尽量不吃，必须吃则尽量少吃。还有患者吃药是凭感觉，觉得自己身体不适时就吃，觉得没有明显症状时就不吃，这种做法是错误的。

口服的降压药物经过胃肠道吸收进入人体血液循环之后，在血液中达到了有效的浓度，产生降压效应。而每一种药物在体内停留的时间是不同的，短效的降压药服用1次只能维持8个小时左右的降压作用，所以每天需要服用2-3次才能达到24小时的降压效果，长效的降压药可维持降压作用达24小时，每天只需服药1次。

不管是长效还是短效的降压药，进入到体内的药物，都不会长期停留在血液中，它们经过肝脏和肾脏的代谢，随大便和小便排出体外，其降压作用也随之消失。

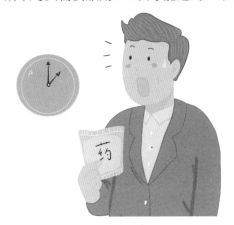

因此，高血压患者要在医生的指导下按时服药，万万不能任性而为。

不要抵触长期用药

如果降压药在停用后血压再次升高，说明不可以脱离药物，需要长期服用降压药，使血压长期维持在正常状态。如果高血压病人的血压能够长期维持在正常范围，高血压并发症的发生概率就会最大限度地降低。

如果对吃药能拖就拖，会使病情得不到及时的控制与治疗，就会增加高血压对心、脑、肾等靶器官的损害时间。

规则98 睡前不服用降压药

夜间血压过低的患者，在临睡前不宜服降压药，以免夜间睡眠时血压降得过低，引起心脑血管意外事件。

睡前服降压药的坏处

临床发现，睡前服降压药易诱发脑血栓形成、心绞痛、心肌梗死。这是因为睡眠时血流速度减慢、血压下降，这是脑血栓形成的两个重要因素。高血压病患者晚上正确的服药方法是睡前2小时服药，还要注意测量血压，勿使血压过低。

睡眠时与清醒时相比，血压明显降低，血流速度也明显减慢。在夜间，尤其在慢波睡眠期间，脑活动明显降低，代谢缓慢，因此脑血流更加缓慢，血中的某些凝血成分（如血小板、纤维蛋白等）很容易附着在粗糙的、发生粥样硬化的动脉内膜上，积聚成血凝块，将血管堵塞。

高血压病患者睡前服用降压药使血压降低，在入睡后血压会进一步降低，这种情况下极易形成血栓，所以高血压病患者睡前应尽量避免服用降压药物。

24小时动态血压监测观察是否有血压昼夜节律

一般认为，高血压病患者最好先进行24小时动态血压监测，观察其有无昼夜节律。一般来说，约2/3的高血压病患者夜间血压明显低于白天，夜间平均血压比白天下降10%以上，这就是通常所称的"昼夜节律"。少部分高血压病患者无昼夜节律，这部分患者容易发生左心室肥厚。有的高血压病患者血压呈持续性升高，有的高血压病患者血压则忽高忽低，但大多数患者血压呈"双峰状"，即清晨到上午10点和下午3～4点到晚上为两个血压高峰期。血压波动大的高血压病患者，心、脑、肾会有明显损害。

夜间血压过低的患者，在临睡前不宜服降压药，以免夜间睡眠时血压降得过低，引起心脑血管意外事件。血压无昼夜节律者，可在临睡前服一次短效降压药如硝苯地平等。至于白天血压较高的患者，以清晨一次口服长效降压药效果最佳。血压突然急剧升高者，应立即含服短效降压药如硝苯地平等，血压会很快下降。

规则99 女性高血压患者要避免口服避孕药

口服避孕药虽然是一种很常用的避孕措施，但却不适合患高血压的女性，因为它有可能导致原本就偏高的血压进一步升高。

口服避孕药不利于降压

有研究发现，不论年龄大小，患高血压病的女性在口服含雌、孕激素的复方制剂避孕药一年后，多数患者的收缩压会平均上升5毫米汞柱左右，生化检查可见血浆中的肾素、醛固酮和血管紧张素Ⅱ水平有所升高。

这通常与避孕药中所含的激素有效成分有关。口服避孕药的成分一般为雌激素和孕激素，雌激素可促进肾素分泌，引起血浆中血管紧张素Ⅱ浓度升高，而血管紧张素Ⅱ可导致血管收缩，促进钠进入细胞内，并可使醛固酮分泌增加，造成细胞内钠水潴留，引起血压升高。

避孕药所致患者血压升高的程度，个体差异较大

多数患者为轻中度血压升高，极少数发展为进行性或恶性高血压。在停止服用避孕药后，多数患者的血压可恢复至以前的水平，不过恢复所需时间与个体的体质、血压高低及服药时间长短有关。

为了避免造成血压不稳定，女性高血压患者最好避免使用口服避孕药这种避孕措施，尽量改用其他避孕方法。

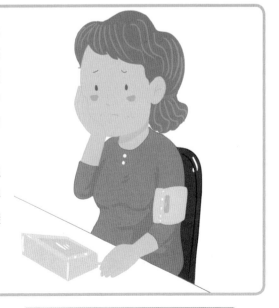

规则100 高血压患者在妊娠期不能随便停用降压药

高血压患者在妊娠期的治疗总原则是不能随便停用降压药，但对降压药的种类、用量可有所调整。只要把握得当，患高血压的准妈妈是可以顺利度过这个特殊时期的。

大部分女性在怀孕期间血压都会有所上升，严重的还会发展为妊娠高血压综合征。而原本患有高血压且血压控制得不好的女性，怀孕期间就容易出现血压过高的情况，这可能造成子宫缺血，令胎儿窒息。患高血压的女性如果准备要孩子，一定要提前做好准备，首先将血压控制平稳再考虑妊娠。

提前降压

提前降压这一点非常重要，不仅可减少孕期发生危险的可能，而且由于妊娠早期（前3个月）用药对胎儿的影响最大，致畸性最强，如果患者能够在受孕前将血压控制得比较好，就可在医生的指导下减少妊娠前3个月的降压药用量，在某些情况下甚至可以暂时不用药，从而尽量减少药物对胎儿产生的副作用。

定时监测血压

患高血压的女性在怀孕期间，除了应按照医生的要求按时服用降压药，还要特别注意定时监测血压。尽可能做到每天早、晚各测一次血压，并做好血压和异常情况的记录，每个月到心血管科医生处就诊时，把记录提供给医生，以便医生及时对治疗方案进行调整。